David A. Clark

Negative Gedanken bewältigen

Hilfe finden bei sorgenvollem Grübeln, Scham und anderen belastenden Gefühlen

Ein Arbeitsbuch

www.junfermann.de

blogweise.junfermann.de

www.facebook.com/junfermann

twitter.com/junfermann

www.youtube.com/user/Junfermann

www.instagram.com/junfermannverlag

DAVID A. CLARK

NEGATIVE GEDANKEN BEWÄLTIGEN

HILFE FINDEN BEI SORGENVOLLEM GRÜBELN, SCHAM UND ANDEREN BELASTENDEN GEFÜHLEN

EIN ARBEITSBUCH

Aus dem Englischen von
Claudia Campisi

Junfermann Verlag
Paderborn
2022

Copyright	© der deutschen Ausgabe: Junfermann Verlag, Paderborn 2022
Originalausgabe	Copyright © 2020 by David A. Clark
	Translated from the English language: *The Negative Thoughts Workbook: CBT Skills to Overcome the Repetitive Worry, Shame, and Rumination That Drive Anxiety and Depression.* First published in the United States by New Harbinger Publications, Inc., 2020.
Coverbild	© Tanya Antusenok – Shutterstock
Übersetzung	Claudia Campisi
Covergestaltung / Reihenentwurf	Junfermann Druck & Service GmbH & Co. KG, Paderborn
Satz & Layout	Junfermann Druck & Service GmbH & Co. KG, Paderborn

Bibliografische Information der Deutschen Nationalbibliothek	Die Deutsche Nationalbibliothek verzeichnet diese Publikation in der Deutschen Nationalbibliografie; detaillierte bibliografische Daten sind im Internet über http://dnb.d-nb.de abrufbar.

ISBN 978-3-7495-0316-2

Dieses Buch erscheint parallel als E-Book.
ISBN: 978-3-7495-0317-9 (EPUB), 978-3-7495-0319-3 (PDF), 978-3-7495-0318-6 (EPUB für Kindle).

Inhalt

Einige Arbeitsblätter, Übungen und Checklisten bieten wir Ihnen zusätzlich auf ↗ http://www.junfermann.de zum kostenlosen Download an. Sie erkennen sie jeweils an diesem Symbol ⤓. Gehen Sie auf die Einzelansicht dieses Buchs und scrollen Sie auf der Seite nach unten, bis zur „Mediathek".

Vorwort

Werden Sie immer wieder von denselben negativen Gedanken belagert, gequält und belästigt? Etwa von der Sorge, dass alles den Bach runtergeht, dass Sie Ihre Arbeit nicht schaffen, Ärger mit dem Chef bekommen oder mit dem Flugzeug abstürzen? Aus Sorge vor Schlaflosigkeit schlafen Sie nicht genug – und fragen sich dann besorgt, wie Sie den nächsten Tag überstehen sollen. Oder vielleicht hat Ihr repetitives negatives Denken (RND) mit Irrtümern, Missgeschicken und Fehlentscheidungen zu tun, die Ihnen bereits unterlaufen sind, mit Dingen, die Sie bereuen und die Sie bis in die Gegenwart verfolgen, selbst wenn es gerade gut läuft. Bei der Erinnerung wird Ihnen mulmig zumute, beunruhigende Gedanken beschleichen Sie. Sie geraten ins Grübeln und das raubt Ihnen die Fähigkeit, den gegenwärtigen Augenblick zu genießen und sich den ganz realen, in Echtzeit auftretenden Problemen zu widmen. Keine Angst! Denn mithilfe dieses Buchs werden Sie sich von diesen Gedanken befreien.

Wenn Sie Ihre Gedanken wieder ins rechte Verhältnis rücken wollen, dann ist *Negative Gedanken bewältigen* genau das Richtige für Sie, denn sein Autor, David A. Clark, ist nicht nur ein hochkarätiger kognitiver Verhaltenspsychologe und weltbekannter Forscher auf dem Gebiet von Angst und Depression, sondern überdies auch ein begnadeter Facharzt, der auf sehr eingängige und sensible Weise für ein breites Publikum zu schreiben vermag. Besonders anregend finde ich an seinem ausgezeichneten Übungsbuch die Art und Weise, wie er viele verschiedene Ansätze der kognitiven Verhaltenstherapie verbindet und sie so zu nützlichen Werkzeugen macht, mit denen sich diese nervigen, aufdringlichen repetitiven negativen Gedanken „herunterschrauben" lassen.

Manchmal scheinen negative Gedanken das Ruder an sich zu reißen und außer Kontrolle zu geraten. Wer kennt das nicht? Wenn man sie doch einfach löschen könnte! Weil das nicht geht, versucht man, auf sie „einzugehen", beschäftigt sich mit ihnen, um ein für alle Mal damit „abzuschließen". Denn offen und unerledigt lassen – das geht gar nicht! Doch je mehr wir uns bemühen, den Lärm im Kopf abzuschalten, desto plötzlicher und heftiger kommt er zurück. Wahrscheinlich kennen Sie das: Je stärker Sie Ihre Gedanken unterdrücken wollen, desto lauter und dringlicher läuten sie die Alarmglocken. Zum Glück gibt es noch einen anderen Weg – und auf den führt uns Dr. Clark.

Es liegt in der Natur repetitiver negativer Gedanken, dass wir Ungewissheit unakzeptabel finden, uns ganz sicher sein und so gut wie immer die Kontrolle haben müssen, automatisch überall Gefahr wittern und im Ernstfall die eigenen Problemlösefähigkeiten unterschätzen. Was steckt dahinter? Dr. Clark erläutert die relevanten wissenschaftlichen Erkenntnisse und Thesen und führt Schritt für Schritt zur Veränderung problematischer Ansichten, die Befürchtungen und Grübeleien anheizen. Mit seiner Hilfe erkennen wir: Gewissheit ist eine Illusion; die Welt geht nicht unter, wenn man nicht alles unter Kontrolle hat; meist befinden wir uns eher in Sicherheit als in Gefahr; der Gefahrensensor sitzt im Kopf und nicht in der Wirklichkeit und: Probleme, die eigentlich gar nicht da sind, können wir nicht lösen, echte Probleme dagegen schon.

Falls Ihnen irgendetwas davon bekannt vorkommt und Sie feststellen, dass Sie nachts wie tagsüber angespannt und nervös sind, dann ist dieses praktische und höchst aufschlussreiche Selbsthilfebuch mit seinen wertvollen Ratschlägen und weisen Erkenntnissen, die der renommierte Psychologe in jahrzehntelanger Berufserfahrung angesammelt hat, wie für Sie gemacht. Das ist, als hätten Sie einen persönlichen Spitzentrainer, der Sie nicht anschnauzt, sich mehr auf dem Fitnessgerät anzustrengen, sondern Sie freundlich dazu auffordert, sich mental besser in den Griff zu kriegen, und Ihnen dafür die optimalen Methoden fachgerecht zur Verfügung stellt.

Beachten Sie die Ratschläge jedes einzelnen Kapitels, lesen Sie die wissenschaftlich hoch aktuellen Erklärungen über zukunfts- und vergangenheitsbezogene Ängste, arbeiten Sie alle Übungen dieses Buchs nacheinander durch und Sie werden staunen: Ihre repetitiven negativen Gedanken klingen nur noch wie Hintergrundgeräusche. Statt dem fiktiven Rettungswagen hinterherzujagen, können Sie ihm nun entspannt zusehen, wie er an Ihnen vorbeifährt und dann hinter der nächsten Biegung verschwindet. Und dann werden Sie so leben können, wie Sie es sich wünschen.

Dr. Robert L. Leahy, Autor von *The Worry Cure* und *The Jealousy Cure*
sowie Direktor des *American Institute for Cognitive Therapy*

Einleitung

Wie kann man emotional heilen, psychisch gesund werden? Auf diese Frage gibt es so viele verschiedene Antworten wie es Fachleute gibt – eine ganze Flut an Meinungen und Ratschlägen, die schnell überfordern und verwirren kann. Doch aus irgendeinem Grund haben Sie sich unter den wirklich zahlreichen Selbsthilfeangeboten für dieses Übungsbuch entschieden. Vielleicht leiden Sie schon seit Langem unter Ängsten, Depressionen, Schuldgefühlen oder Wut. Sie haben alles daran gesetzt, damit es Ihnen besser geht, aber nichts hat bisher geholfen und nun sind Sie bereit für einen anderen Ansatz. Möglicherweise ist Ihnen in der Vergangenheit etwas zugestoßen, das Sie noch nicht überwunden haben. Oder Sie machen sich unentwegt Sorgen über Dinge, die Ihnen zukünftig Probleme machen *könnten*. In Ihrem Bestreben um emotionale Heilung haben Sie jetzt erkannt, dass die Lösung darin besteht,

- Ihre Denkweise zu ändern
- gegenwärtige Herausforderungen realistischer anzugehen
- Unveränderbares hinter sich zu lassen

Aber wie schaffen Sie das?

In diesem Übungsbuch finden Sie einen anderen Ansatz, emotionales Leid zu überwinden. Sein Ausgangspunkt ist die Erkenntnis, dass Ängste, Depressionen, Schuldgefühle und andere negative Emotionen deswegen weiterbestehen, weil wir immer wieder denselben negativen Gedanken über belastende persönliche Erfahrungen nachhängen. Man nennt das repetitives negatives Denken (RND) und das ist Thema dieses Buchs. Wer in die Falle scheinbar autonomer negativer Gedanken gerät, wird unwillkürlich noch mehr leiden. Dass dies kein Ende nimmt, liegt bekanntermaßen hauptsächlich an RND, weshalb Maßnahmen zur Wiederherstellung des emotionalen Wohlbefindens nur gelingen, wenn man auch dort ansetzt (Ehring & Watkins 2008).

Ausgelöst wird RND von allen möglichen negativen Lebenserfahrungen wie zum Beispiel dem Verlust einer wichtigen Beziehung, schulischen oder beruflichen Misserfolgen, Familienkonflikten, schweren Krankheiten oder Schulden, um nur einige zu nennen, und zwar auch, wenn Angehörige davon betroffen sind. Solche Geschehnisse sorgen innerlich für Aufruhr: Man fühlt sich beraubt, besiegt, bedroht oder ungerecht behandelt. Ruhe und Gelassenheit kehren erst wieder ein, wenn es gelingt, die repetitiven Gedanken zu ändern. Damit ist man frei, anstehende Probleme zu regeln und kann bereitwilliger die Dinge akzeptieren, die nicht zu ändern sind.

Die Arbeit am RND ist zeitaufwändig, aber ein wichtiger Schritt auf Ihrem Heilungsweg. Um ein persönliches Problem überhaupt erst einmal zuzugeben, braucht es Charakterstärke, und um etwas daran zu ändern, Entschlossenheit. Beides haben Sie schon bewiesen: mein Applaus! Sich offen und ehrlich zu fragen: „Was kann ich noch tun, um nicht mehr zu leiden?" ist genau die richtige Haltung für die Übungen und die Arbeitsblätter in diesem Buch.

Über dieses Buch

Die folgenden acht Kapitel enthüllen, wie RND emotionales Leid am Laufen hält. Im Gegensatz zu Selbsthilfebüchern, die sich meistens auf Störungen wie etwa Depression oder Angst konzentrieren, zielt *Negative Gedanken bewältigen* auf ein bestimmtes *Symptom* ab, das vielen negativen Emotionen zugrunde liegt. In den ersten beiden Kapiteln werden Sie in das Thema eingeführt, Sie erfahren, warum RND macht, was es will und wie Sie einschätzen können, wie stark es Ihr inneres Wohlbefinden beeinflusst. Kapitel 3 und 4 enthalten Strategien, um zwei wichtige Formen des RND zu überwinden: Sorgen und Grübeln – die häufigsten Ursachen für anhaltende Ängste und Depressionen. Anschließend begeben wir uns auf ein Gebiet, das in der Selbsthilfe selten betreten wird. So handeln die Kapitel 5 bis 8 jeweils von Reue, Scham, Demütigung und Groll. Sie werden herausfinden, welche davon Ursache Ihres Problems sind und inwiefern RND eine Rolle spielt. Gezielte Strategien und Übungen zur Auseinandersetzung mit wiederkehrenden Gedanken über frühere belastende Erfahrungen werden Ihnen helfen, die negativen Emotionen schließlich zu überwinden.

Egal, ob Sie schon längere Zeit leiden oder erst kürzlich seit einer Belastung – eine Besserung tritt erst ein, wenn Sie sich mit Ihren wiederkehrenden negativen Gedanken befassen. Dass die Veränderung von Denkmustern für die emotionale Gesundheit und das allgemeine Wohlbefinden wichtig ist, belegt auch die langjährige psychologische Forschung, auf der dieses hilfreiche Übungsbuch basiert.

Ist dieses Buch das Richtige für Sie?

Emotionales Leid kann viele Formen annehmen. So sehr sie sich hinsichtlich der Intensität und dem Grad der Beeinträchtigung unterscheiden, haben sie doch eines gemeinsam: *lähmendes RND.* Daher sind die wissenschaftlich begründeten Selbsteinschätzungsinstrumente und Strategien dieses Buchs für die meisten Probleme relevant, sogar dann, wenn eine Diagnose vorliegt und Sie medikamentös oder psychotherapeutisch behandelt werden. Egal, ob Sie um Ihre Zukunft bangen (Kapitel 3) oder über eine schmerzhafte Trennung nachgrübeln (Kapitel 4) und egal, wie stark Sie leiden – dieses Übungsbuch wird Ihnen eine wichtige Ressource in Ihrem Bestreben um mehr emotionale Gesundheit sein.

Negative Gedanken bewältigen richtet sich an Menschen, die mit Ängsten, Depressionen, Schuldgefühlen oder Wut zu kämpfen haben. Manchmal stellt sich nach einer Weile heraus, dass die Strategien besser im Rahmen einer Psychotherapie oder Beratung funktionieren. Hier helfen die Informationen und Einschätzungshilfen des ersten Kapitels, diese Entscheidung leichter zu treffen.

Wie Sie dieses Buch optimal nutzen können

Kapitel 1 und 2 bilden die Grundlage für alles Folgende und sind daher Pflichtlektüre. Blättern Sie also nicht gleich zu den Kapiteln vor, die für Sie von Belang zu sein scheinen. Da die meisten Menschen sich um ihre Zukunft sorgen oder über ihre Vergangenheit nachgrübeln, sind das in der Regel Kapitel 3 und 4. Mit den Kapiteln 5 bis 8, die sich um spezifischere emotionale Probleme drehen, können Sie freier umgehen.

Wie es bei Selbsthilfebüchern meist der Fall ist, werden Sie den größten Nutzen daraus ziehen, wenn Sie sich Zeit nehmen und die Übungen tatsächlich auch machen, die in jedem Kapitel angeboten werden. Einige werden Ihnen hilfreicher erscheinen als andere und auf diese sollten Sie sich im Umgang mit alltäglichem RND konzentrieren. Mehrstufige Strategien erfordern natürlich mehr Zeit und Übung. Die Arbeitsblätter können Sie kopieren und teilweise auch von der Website des Verlags downloaden; nähere Erläuterungen dazu finden Sie auf Seite 7. Falls Sie Ihre Antworten lieber dauerhaft festhalten, schreiben Sie sie direkt ins Buch.

Die Personen in den Fallbeispielen, deren Antworten zu den Arbeitsblättern der Veranschaulichung dienen, sind fiktiv, ihre Geschichten basieren aber auf denen von Patient*innen meiner kognitiven Verhaltenstherapiepraxis und auf meinen Erfahrungen aus drei Jahrzehnten Tätigkeit als klinischer Psychologe, Forscher und Ausbilder.

Ein Übungsbuch zu lesen ist bereits ein wichtiger Schritt auf Ihrem neuen Weg zu psychischer Gesundheit: Er ist Ausdruck Ihres Wunsches nach Veränderung und Offenheit für Lernprozesse – für die Selbsthilfe ist das geradezu perfekt. Ich beglückwünsche Sie zu Ihrer Initiative und Entschlossenheit und hoffe, dass die Zeit und Mühe, die Sie in dieses Buch investieren, sich lohnen wird. Machen wir uns nun gemeinsam an die Überwindung Ihres Leidensdrucks, indem wir den Eckpfeiler in Angriff nehmen, auf dem er steht: repetitives negatives Denken.

1. Die Fallen im Kopf – und wie man sie erkennt

Emotionale Störungen werden oft durch erschütternde und sehr belastende Erlebnisse ausgelöst, die so einschneidend sind, dass wir noch Monate später darunter leiden. Dabei gehen uns immer wieder dieselben Dinge durch den Kopf. Wir können nicht aufhören, darüber nachzudenken: Warum uns das zugestoßen ist, was das mit uns macht oder ob unser Leben jemals wieder wie zuvor sein wird. Oder wir versuchen, nicht mehr über das schreckliche Erlebnis nachzudenken und verfangen uns dennoch in Endlosschleifen aus Schuldgefühlen oder der verunsicherten Frage, wie es denn jetzt bloß weitergehen soll.

Es gibt allerhand, eigentlich unbegrenzt viele Möglichkeiten dafür, wie etwas im Leben schiefgehen kann: der Verlust einer wichtigen Beziehung, schlecht oder ungerecht behandelt oder betrogen zu werden, berufliche Misserfolge, eine Gefahr für die Gesundheit, Schulden, ein schwerwiegender Irrtum oder massives Fehlverhalten, um nur einige wenige Beispiele zu nennen. Und wenn „guten" Menschen schlechte Dinge passieren, dann ist die Bahn frei für RND. Das Erlebnis selbst, seine Ursachen und Folgen für uns und andere, die Zukunft, all das hält uns gedanklich beschäftigt. Dies ist der Treibstoff, der emotionale Schmerzen und Leiden auf Touren bringt.

In diesem Kapitel erfahren Sie, was RND ist, wie es sich auf negative Emotionen auswirkt und woher Sie wissen, ob Ihr negatives Denken schon so repetitiv geworden ist, dass Sie keine Kontrolle mehr darüber haben. Es werden die Ursachen und Folgen von RND erklärt, Sie bekommen eine Schritt-für-Schritt-Anleitung und Arbeitsblätter, anhand derer Sie die Auslöser für RND und die davon hervorgerufenen Emotionen erkennen lernen. Des Weiteren enthält das Kapitel Hinweise und Empfehlungen, wann der Zeitpunkt gekommen ist, professionelle Hilfe in Anspruch zu nehmen.

Beginnen wir mit dem Beispiel von Rhonda, die von der häufigsten RND-Art, den Sorgen geplagt wird.

Rhondas Geschichte: Die Last der Sorgen

Rhonda sorgt und ängstigt sich seit ihrer Kindheit. Der berufstätigen Mutter, die inzwischen auf die vierzig zugeht, hat es bisher auch nicht an Gelegenheiten dafür gemangelt. Sie sorgt sich um die beruflichen Ambitionen ihres Teenager-Sohns, sobald er sich mit der Spielkonsole statt mit den Hausaufgaben beschäftigt. Terry, ihr Mann, ist übergewichtig und leidet unter Bluthochdruck. Wenn er nach Luft ringt oder nur über Unwohlsein klagt, fürchtet sie, er könne einen Herzinfarkt bekommen. Wegen der unterkühlten, kritischen und strengen Art ihres Chefs zweifelt sie ständig an ihrer Leistung. Selbst relativ triviale Nachrichten setzen ihre Sorgenspirale in Gang; wird zum Beispiel schlechtes Wetter angekündigt, fragt sie sich bange, wie sie zur Arbeit kommen soll. Jede Ungewissheit verwandelt sich in Besorgnis, die sie mit einem Schwall von Angst überrollt. Bei wirklich wichtigen Angelegenheiten jedoch steigert sie sich stundenlang in Zukunftsvisionen aus reinen Katastrophenszenarien hinein und dann prasselt ein unerbittlicher Strom aus Und-was-ist-wenn-Fragen auf sie ein, der sie verunsichert und lähmt. Denn dieser Denkzwang führt weder zu Lösungen noch zu neuen Einsichten. Und so mutiert ihre Sorge unweigerlich zu einer „Falle im Kopf", die immer stärker wird, je mehr sie dagegen ankämpft. Wie Rhonda geht es Millionen von Menschen.

1.1 Was sind repetitive negative Gedanken?

Wir Menschen sind ständig am Denken. Wir können nur überleben, wenn wir aus der Vergangenheit lernen, die Gegenwart begreifen und uns Vorstellungen von der Zukunft machen. Wir sind planende, problemlösende und logisch folgernde Wesen, immer bestrebt, uns selbst, unsere Umwelt und einander zu verstehen. Der Gedankenstrom ist vorprogrammiert und breit. Er umfasst sowohl Belangloses und geradezu Bizarres als auch Themen von gravierender persönlicher Tragweite. Was uns mehr am Herzen liegt, beschäftigt uns auch gedanklich mehr, und was weniger, können wir leichter wegwischen. Das jedenfalls wäre der perfekte Modus operandi. Aber wir sind nicht perfekt. Unser Denkapparat kann Amok laufen und viel Kummer bereiten. RND ist nur ein Beispiel.

RND kommt unter anderem bei Depressionen, Angststörungen, Schuldgefühlen, Groll und Scham vor, ganz klar bei Rhondas Sorgen aus dem obigen Beispiel und auch beim Nachgrübeln über etwas, das falsch läuft, etwa so: „Warum habe ich so mit Depressionen zu kämpfen?" „Was stimmt nicht mit mir?" „Warum schaffe ich das nicht?" „Warum habe ich so viele Verluste erlitten?" Und bei Schuldgefühlen: „Ich wünschte, ich hätte meine Kinder nicht so streng behandelt und so viel von ihnen verlangt." „Ich hätte das Studium nicht abbrechen dürfen." „Ich hätte mehr für meine Rente sparen sollen." RND kann sich um Peinlichkeiten und Beschämungen drehen, die im Geiste immer wieder nacherlebt werden, etwa eine wichtige Sitzung, bei der man scharf kritisiert wurde, eine vor lauter Nervosität verpatzte Präsentation oder die Situation, als der Partner einem etwas entgegenhielt, das man ihm verheimlichen wollte, weil es so peinlich ist. RND kann auch die Form von Groll annehmen, der bei Erinnerungen aufkommt, zum Beispiel an die unfaire Kritik durch eine enge Freundin oder an eine Situation, als man sich besonders viel Mühe gab und doch nur Undankbarkeit erntete oder wie man für eine Entscheidung oder Handlung ungerecht abgestraft wurde.

Fühlen Sie sich von den Beispielen angesprochen? Oder sind Sie immer noch unschlüssig, ob Ihr Problem überhaupt mit RND zu tun hat? Um diese Frage zu beantworten, hilft es zu wissen, was genau RND ist. Definiert wird es so: *ein ständig wiederkehrender negativer Gedanke, der noch dazu passiv, selbstbezogen und unkontrollierbar ist* (Ehring & Watkins 2008) und praktisch von jedem negativen Erlebnis ausgelöst werden kann. Finden Sie anhand der folgenden *sieben Haupteigenschaften von RND* heraus, ob Sie davon betroffen sind.

1. *Repetitiv:* Man denkt immer wieder denselben Gedanken, obwohl man sich jede Mühe gibt, es nicht zu tun. Insofern handelt es sich bei RND um eine Art Starrköpfigkeit oder Engstirnigkeit. Selten über den eigenen Tellerrand hinausschauend, kreist man um dasselbe negative Thema, das mit der eigenen Person oder einem unangenehmen Erlebnis zu tun hat. Rhonda zum Beispiel macht sich häufig Sorgen, ob ihr Job in Gefahr ist. Dabei kommen ihr immer wieder dieselben Zweifel an ihrer Leistungsfähigkeit und der Qualität ihrer Arbeit.

2. *Negativ:* Grundsätzlich können alle Gedanken repetitiv sein, weil aber die negativen das Wohlbefinden bedrohen, sind sie besonders potent. Wenn es uns nicht so gut geht, schenken wir eher ihnen Gehör. So rührt Rhondas Besorgnis ja nicht von positiven, sondern von negativen Zukunftsvisionen und deren unmittelbar möglichen negativen Folgen.

3. *Intrusiv:* RND ist aufdringlich, d. h., die Gedanken brechen in den Kopf ein wie Räuber in der Nacht. Sie verschaffen sich unbemerkt Zugang, tauchen plötzlich auf als Bilder oder Erinnerungen und schon landet man in der Falle. Wie bei Rhonda: Mitten bei der Arbeit taucht bei ihr plötzlich das Bild ihres Sohns auf, wie er in der Schule sitzt. Dann drehen sich ihre besorgten Gedanken ausschließlich um seine Zukunft und seinen mangelnden Ehrgeiz, sodass sie sich kaum noch auf ihre Aufgabe konzentrieren kann.

4. *Hartnäckig:* Hat das negative Denken erst einmal eingesetzt, lässt es sich nicht so ohne Weiteres abschütteln und bleibt förmlich „kleben". Dann wird es eng und ungemütlich im Kopf; man kann die Aufmerksamkeit nicht mehr auf Positives richten, sondern tendiert einseitig zum Negativen. So geschieht es auch Rhonda: Sobald sie von der Sorge über den mangelnden Ehrgeiz ihres Sohns heimgesucht wird, kann sie kaum noch an etwas Positives denken. Diese Unfähigkeit, sich von negativem Denken zu lösen, ist bei Depression besonders auffällig.
5. *Unkontrollierbar*: In der RND-Falle fühlt es sich manchmal an, als ob Sie verrückt würden. Sie möchten so sehr an etwas anderes denken oder eine positivere Einstellung haben, kehren jedoch schnell wieder zu Ihrer negativen zurück. Macht sich Rhonda Sorgen über ihre finanzielle Situation, sagt sie sich immer wieder beruhigend: „Alles wird gut, das wird schon wieder." Aber so richtig überzeugt das nie. Obwohl sie weiß, wie irrational eine finanzielle Katastrophe ist, bleibt sie gedanklich daran hängen. Manchmal gerät ihre Besorgnis derart außer Kontrolle, dass sie an ihrem Verstand zweifelt und glaubt, die Selbstbeherrschung zu verlieren.
6. *Abstrakt:* Die Art, über sich selbst oder negative Erlebnisse nachzudenken, ist allgemein, hypothetisch und realitätsfern (Watkins 2016). So sind Rhondas sorgenvolle Gedanken um die Zukunft ihres Sohns eher unfokussiert. Sie hat nur ein vages Bild von ihm als „gescheiterter Erwachsener" und gibt sich selbst als schlechte Mutter die Schuld dafür. Sie denkt nie konkret nach, beispielsweise über den Grund für die Aufsässigkeit des Jugendlichen oder was „gescheitert" genau heißt.
7. *Passiv:* Meistens rutscht man wie von selbst ins RND hinein, absichtslos, ohne es wirklich zu wollen. Auch Rhonda muss nichts dafür tun, um wegen der schulischen Leistung ihres Sohns zu bangen. Es trifft sie im Gegenteil aus heiterem Himmel, hält sie über mehrere Stunden lang beschäftigt und geht ihr noch lange im Hinterkopf herum, auch während sie eigentlich anderweitig beschäftigt ist.

Die Haupteigenschaften des RND sind noch einmal in Abbildung 1.1 zusammengefasst. Da Sie nun wissen, worum es sich handelt, können Sie die folgende Übung machen, um einzuschätzen, ob Sie davon betroffen sind.

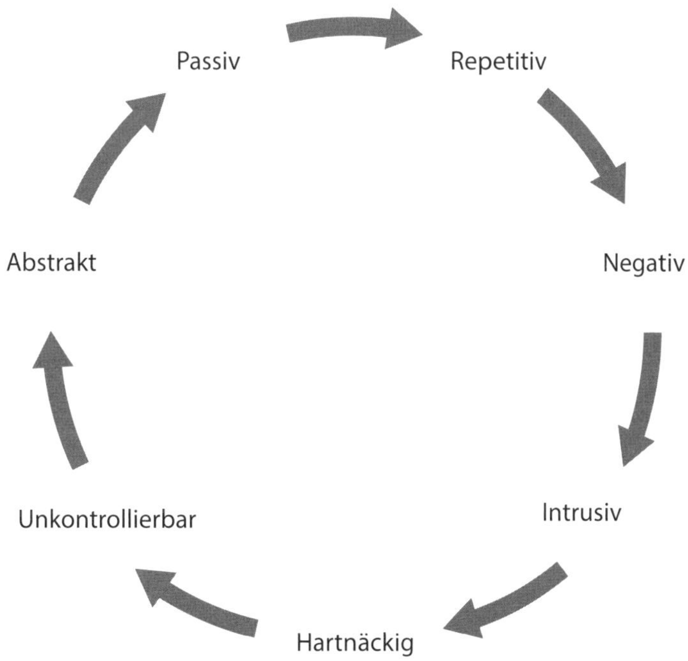

Abbildung 1.1: Die Haupteigenschaften repetitiven negativen Denkens (RND)

ÜBUNG: Negative Erlebnisse und Gedanken

1. Schritt: Führen Sie bis zu drei negative Erlebnisse auf, über die Sie häufig nachdenken.

1. ______________________________

2. ______________________________

3. ______________________________

2. Schritt: Schreiben Sie alle negativen Gedanken auf, die mit mindestens einem Erlebnis zusammenhängen und immer wiederkehren. Falls Sie noch andere negative Gedankenschleifen haben, die nicht mit diesem Erlebnis zusammenhängen, können Sie sie ebenfalls auf den dafür vorgesehenen Leerzeilen notieren. Sollten Ihnen noch weitere belastende Erlebnisse mit den dazugehörigen repetitiven negativen Gedanken einfallen, schreiben Sie sie mit auf und verwenden Sie bei Bedarf zusätzliches Papier.

1. ______________________________

2. ______________________________

3. ______________________________

3. Schritt: Schauen Sie sich noch einmal die Abbildung mit den sieben Eigenschaften des RND an. Sind Ihre Gedanken so beschaffen? Kreuzen Sie in der folgenden Liste die zutreffenden Adjektive an.

1. Negativer Gedanke	2. Negativer Gedanke	3. Negativer Gedanke
☐ repetitiv	☐ repetitiv	☐ repetitiv
☐ negativ	☐ negativ	☐ negativ
☐ intrusiv	☐ intrusiv	☐ intrusiv
☐ hartnäckig	☐ hartnäckig	☐ hartnäckig
☐ unkontrollierbar	☐ unkontrollierbar	☐ unkontrollierbar
☐ abstrakt	☐ abstrakt	☐ abstrakt
☐ passiv	☐ passiv	☐ passiv

Wenn Sie die meisten Punkte angekreuzt haben, dann erfüllt Ihre Art, über belastende Erlebnisse zu denken, die Kriterien für RND, was bedeutet, dass Sie wahrscheinlich davon betroffen sind. Für mehr Gewissheit müssten Sie allerdings zusätzliche Tests machen. Falls Sie im ersten Übungsteil mehr als drei belastende Erlebnisse aufgeführt haben und diese näher betrachten wollen, können Sie sich diese Übung zusätzlich downloaden und Ihre mutmaßlich nach dem RND-Muster gestrickten Gedanken sowie die dazugehörigen Erlebnisse auf die im dritten Schritt aufgeführten Eigenschaften überprüfen.

Jetzt haben Sie einen Vorgeschmack davon bekommen, was RND ist. Wenn Sie die restlichen Übungen dieses Kapitels gemacht haben, können Sie, wenn Sie wollen, die in Schritt 2 erstellte Liste Ihrer wiederkehrenden negativen Gedanken überarbeiten. Sollte Ihnen diese Ersteinschätzung schwergefallen sein, hilft Ihnen die folgende Checkliste, Ihre negativen Gedanken und Gefühle noch umfassenderer und gründlicher zu ermitteln.

1.2 RND: Testen Sie sich

Möglicherweise ist Ihnen noch immer nicht ganz klar, welche Rolle RND bei Ihren Angstzuständen, Depressionen oder negativen Emotionen genau spielt. Vielleicht sind Sie so sehr auf Probleme und emotionalen Leidensdruck fixiert, dass Sie sich noch nicht für *den Einfluss Ihrer Denkweise auf Ihre seelische Verfassung* interessiert haben. Arbeiten Sie die Checkliste trotzdem durch, um sich ein detailliertes Bild von den in der vorigen Übung aufgeführten negativen Gedanken zu machen.

ÜBUNG: Die Checkliste zum RND

Kreuzen Sie diejenigen Aussagen an, die auf Ihre negativen Gedanken aus der vorigen Übung zutreffen.

- ☐ Mein negativer Gedanke über mich selbst oder ein Erlebnis geht mir immer wieder durch den Kopf.
- ☐ Der Gedanke taucht täglich mehrmals auf.
- ☐ Habe ich erst einmal angefangen, das zu denken, kann ich nicht damit aufhören.
- ☐ Ich habe wiederholt dieselben negativen Gedanken, mit nur minimalen thematischen oder inhaltlichen Variationen.
- ☐ Der negative Gedanke zieht mich irgendwie unwiderstehlich an, dabei will ich ihn gar nicht denken.
- ☐ Ich bleibe an dem Gedanken hängen und kann meine Aufmerksamkeit auf nichts anderes mehr richten.
- ☐ Mein Kopf fühlt sich an, als wäre da eine zerkratzte Schallplatte; die Nadel bewegt sich einfach nicht weiter, ich bleibe immer wieder an derselben Stelle hängen.
- ☐ Obwohl ich in Bezug auf dieses Problem schon so oft hin- und herüberlegt habe, bin ich seiner Lösung noch kein Stück nähergekommen.
- ☐ Ich schaffe es nicht, optimistischer oder hoffnungsvoller über mich oder was ich erlebe zu denken.
- ☐ Allen Bemühungen zum Trotz kann ich diese Situation oder Erfahrung nicht vergessen.
- ☐ Ich verbringe ziemlich viel Zeit mit negativen Gedanken über mich oder über das, was ich erlebe.
- ☐ Meine wiederkehrenden negativen Gedanken über mich, mein Leben oder meine Zukunft sind stärker als ich.
- ☐ Ich frage mich oft, was mit mir nicht stimmt oder warum mir schlimme Dinge passieren.
- ☐ Meine repetitiven negativen Gedanken enthalten jede Menge Selbstvorwürfe und Kritik.
- ☐ Meine Stimmung verschlechtert sich immer, wenn ich negativ über mich oder das Erlebnis nachdenke.

Es gibt zwar keine festgelegten Grenzwerte für die RND-Checkliste, doch zehn oder mehr Kreuze sprechen dafür, dass Ihre negative Denkweise die Kriterien für RND erfüllt.

Die Aussagen basieren auf psychometrischen Studien zu bewährten RND-Fragebögen, beispielsweise dem *Perseverative Thinking Questionnaire* (Ehring et al. 2011)[1], dem *Repetitive Thinking Questionnaire* (McEvoy, Mahoney & Moulds 2010) und der *Ruminative Responses Scale* (Treynor, Gonzalez & Nolen-Hoeksema 2003).

1 Deutsche Version: ↗ https://www.psy.lmu.de/klin/instrumente/ptq/ptq-dt.pdf [Anm. d. Ü.].

1.3 Erkennen Sie Ihre Trigger

RND kommt nicht von ungefähr, sondern wird häufig von bestimmten Bemerkungen, Situationen oder spontanen, unerwünschten (intrusiven) Einfällen ausgelöst. Bei Rhonda sind es die flapsigen Bemerkungen ihres Sohns über die langweilige Schule, die ihre Besorgnis über seine Zukunft und die Befürchtung lostreten, er könne „sein Leben verplempern". Ein anderes Beispiel: Jemand hat ein lukratives Jobangebot abgelehnt, das ihm wahrscheinlich einen gewaltigen Karrieresprung ermöglicht hätte. Nun gerät er, wann immer er daran erinnert wird, in die Mühle seines reuevollen RNDs. Je stärker das RND, desto breitgefächerter die es auslösenden Situationen, Erinnerungen oder Einfälle und desto leichter geht man in die Falle. Daher sollten Sie unbedingt Ihre persönlichen Trigger kennen. Schärfen Sie Ihr Bewusstsein dafür mithilfe der folgenden Übung.

ÜBUNG: Das RND-Trigger-Tagebuch

Rufen Sie sich die Momente ins Gedächtnis, in denen Sie sich im RND-Modus befanden. Was war kurz vorher? Notieren Sie alles (Situationen, Bemerkungen, Erinnerungen oder spontane Einfälle) in die Leerzeilen des folgenden Formulars.

Tag	Trigger: Situation, Kontext	Trigger: Aufdringliche, spontane Einfälle oder Gefühle	Trigger: Quälende Erinnerung (Intrusion)
(Rhondas Beispiele)	*Als der Chef meinen Bericht las, schaute er grimmig drein.* *Eine Kollegin erzählt von dem Stipendium ihrer Tochter.* *Beim Mittagessen erzählt eine Freundin, dass ihre Nachbarin einen Herzinfarkt hatte.*	*Das spontane Bild von meinem Sohn, der dem Unterricht nicht folgt.* *Plötzlich fallen mir die Ermahnungen ein, die mein Mann bei seinem letzten Arzttermin zu hören bekam.*	*Die aus dem Nichts kommende Erinnerung, wie ich durch verschneite Straßen nach Hause fahre.*

Lesen Sie sich Ihre Aufzeichnungen durch, alle Situationen, Einfälle, Erinnerungen oder Gefühle, die bei Ihnen das RND ausgelöst haben. Fragen Sie sich selbst:

- Erkenne ich Muster?
- Reagiere ich auf manche Situationen stärker als auf andere?
- Bin ich besonders sensibel für bestimmte Bemerkungen?
- Wird mein RND häufig von einer belastenden Intrusion ausgelöst?

Schreiben Sie jetzt Ihre Eindrücke auf, bei Bedarf auf einem zusätzlichen Blatt. Falls Sie nicht mehr wissen, wodurch das RND ausgelöst wurde, achten Sie die nächsten drei Wochen ganz besonders auf Ihre wiederkehrenden negativen Gedanken und tragen Sie deren Trigger in die obige Tabelle ein.

Ein veränderter Umgang mit RND und den von ihm verursachten Nöten erfordert als Erstes Klarheit darüber, auf welche Trigger man empfindlich reagiert. Auf diese richten sich die Strategien, die in den nächsten Kapiteln vorgestellt werden. Statt RND-Trigger zu meiden, ist es immer besser, anders auf sie zu reagieren.

1.4 Die Falle im Kopf: Was RND anrichtet

RND hat negative Auswirkungen auf unser Denken, Fühlen und Verhalten. Abbildung 1.2 stellt den Teufelskreis der beeinträchtigenden Folgen dar.

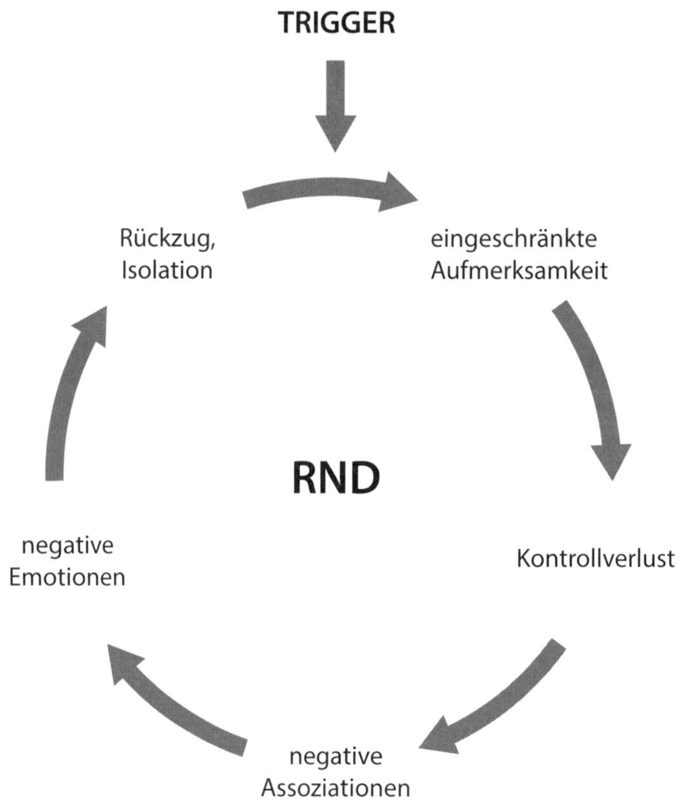

Abbildung 1.2: Die negativen Folgen von RND

Als Erstes beeinträchtigt RND die Aufmerksamkeit, die sich nun auf einen bestimmten negativen Gedanken verengt. Wann immer Rhonda sich um ihren Sohn sorgt, rastet in ihr das negative Bild von ihm ein, wie er seine Jugend vergeudet und nichts aus sich macht.

In der RND-Falle haben wir das Gefühl, die mentale Kontrolle verloren zu haben. Wir wissen, dass wir uns mit unserem voreingenommenen negativen Denken selbst schaden und haben nicht die Macht, uns aus dem mentalen Käfig zu befreien. Wir wollen positiver denken, doch je stärker wir uns darum bemühen, desto zwingender sind die negativen Gedanken. Dieses Gefühl des Ausgeliefertseins kann stark verunsichern. Infolgedessen zweifeln wir immer mehr an uns selbst und die Überzeugung wächst, wir seien schwach oder gescheitert, hätten versagt oder nichts Besseres verdient. Die Zuversicht schwindet und die Befürchtungen um die eigene Sicherheit und Befindlichkeit gewinnen die Oberhand.

Am stärksten beeinflusst RND jedoch Emotionen und das Verhalten. Die Betroffenen werden ängstlicher, deprimierter, frustrierter, leichter reizbar, zerknirschter und sogar richtig wütend. Sie bleiben lieber für sich und meiden den Kontakt zu Freund*innen und Bekannten. So auch Rhonda, die Einladungen von Freund*innen ausschlägt und abends und an Wochenenden lieber zu Hause bleibt, entweder allein oder im Kreis der Familie. Je länger sie sich in ihren eigenen Kopf zurückzieht, desto schwerer fällt es ihr, unter Leute zu gehen und desto weniger Freude hat sie daran. Dies bietet Raum für weitere negative Denkweisen wie zum Beispiel ein schiefes, einseitiges Selbstbild, die verzerrte Verarbeitung von Erfahrungen oder defensiven Pessimismus. Die folgende Übung, die nur ein paar Minuten in Anspruch nimmt, hilft Ihnen herausfinden, was RND bei Ihnen anrichtet.

ÜBUNG: Die Folgen von RND einschätzen

In der Tabelle finden Sie Aussagen, die beschreiben, auf welche Weise RND Sie beeinträchtigt und Ihre Lebenszufriedenheit mindert. Überlegen Sie bei jeder, wie stark sie auf Sie zutrifft und bewerten Sie sie dann mithilfe der dreistufigen Skala.

Aussage	Nicht zutreffend	Teilweise zutreffend	Sehr zutreffend
1. Nahezu alles kann dazu führen, dass ich in eine Phase wiederkehrender negativer Gedanken abrutsche.	0	1	2
2. Meine negativen Gedanken kreisen meist um ein oder zwei Themen, sind also hochgradig repetitiv.	0	1	2
3. Ich kann Dinge nicht mehr differenziert betrachten, weil ich so sehr in meiner negativen Einstellung feststecke.	0	1	2
4. Ich bin meiner negativen Denkweise machtlos ausgeliefert.	0	1	2
5. Hat es erst einmal begonnen, denke ich irgendwie nur noch negativ.	0	1	2
6. Ich habe oft das Gefühl, die Kontrolle über meinen Verstand zu verlieren.	0	1	2
7. Wenn ich an einem negativen Gedanken hängenbleibe, nimmt meine Selbstkritik zu.	0	1	2
8. Im RND-Modus zweifle ich an meiner psychischen Gesundheit oder an meiner Fähigkeit, glücklich zu sein.	0	1	2
9. Ich glaube, meine hartnäckigen negativen Gedanken sind eine Art Strafe für mich.	0	1	2
10. Wegen der Verfestigung meiner negativen Denkweise habe ich ein schlechtes Gewissen.	0	1	2
11. Im RND-Modus werde ich immer deprimierter.	0	1	2
12. Ich bin beunruhigt oder frustriert, wenn ich immer wieder auf negative Gedanken komme und sie nicht aufhalten kann.	0	1	2
13. Wenn ich mich im Kreis meiner negativen Gedanken drehe und darin gefangen bin, mache ich lieber nichts und bleibe für mich.	0	1	2
14. In RND-Phasen verbringe ich mehr Zeit im Bett oder lasse es einfach nur ruhig angehen.	0	1	2
15. RND führt dazu, dass ich andere Leute meide.	0	1	2

Wenn Sie bei zehn oder mehr Sätzen 1 oder 2 angekreuzt haben, werden Sie wahrscheinlich von RND beeinträchtigt. Da die Aussagekraft und Messgenauigkeit der für dieses Selbsthilfebuch konzipierten Skala nicht durch unabhängige Untersuchungsergebnisse belegt ist, kann sie nur einen groben Anhaltspunkt liefern, ob RND eine wichtige Rolle bei Ihrem emotionalen Problem spielt.

Greifen Sie bei Ihrer weiteren Arbeit mit diesem Buch immer mal wieder auf diese Übung zurück, um zu schauen, inwieweit die negativen Auswirkungen des RND eventuell schon nachgelassen haben. Vielleicht ist Ihnen nach dieser Ersteinschätzung klar geworden, dass RND große Probleme in Ihrem Leben verursacht, und Sie fragen sich jetzt, ob Sie mithilfe dieses Buchs allein weiterarbeiten oder aber (falls Sie das nicht schon getan haben) eine Psychotherapie beginnen sollten. Aufschluss zu dieser Frage gibt der nächste Abschnitt.

1.5 Wann professionelle Hilfe angesagt ist

Dieses Buch richtet sich an die Allgemeinheit und dient der Selbsthilfe. Vielen reicht das jedoch nicht, sie wünschen sich Unterstützung durch eine psychologisch geschulte Fachkraft, von der sie sich tiefgreifende, nachhaltige Veränderungen erhoffen.

Falls Sie wegen Ihrer emotionalen Probleme schon in Behandlung sind, lässt sich das Übungsbuch dort miteinbeziehen; das gilt insbesondere für eine KVT. Informieren Sie Ihre Therapeutin oder Ihren Therapeuten über alle Selbsthilferessourcen, die Sie nutzen, also auch diese hier.

Falls Sie zurzeit keine Therapie machen, Ihre psychische Belastung aber intensiv ist, andauert, Sie stark beeinträchtigt oder traumatisch bedingt ist, suchen Sie sich professionelle Hilfe. Das gilt auch dann, wenn Sie plötzlich gar nicht mehr zurechtkommen und das durch eine deutliche Persönlichkeitsveränderung zum Ausdruck kommt. Da Familienangehörige und andere nahestehende Menschen häufig besser Gemütsschwankungen und Verschlechterungen des psychischen Befindens wahrnehmen, kann ihr Rat ebenfalls hilfreich sein.

Es folgt nun eine Checkliste, die Ihnen Anhaltspunkte dafür liefert, ob eine psychologische Beratung empfehlenswert für Sie ist.

ÜBUNG: Die Checkliste des psychischen Befindens

Lesen Sie die folgenden Aussagen und kreuzen Sie „Ja“ an, wenn sich darin widerspiegelt, wie es Ihnen seit einem Monat oder länger geht, wie Sie denken, fühlen und sich verhalten.

Aussagen	Ja	Nein
1. Phasenweise überkommen mich negative Emotionen wie zum Beispiel Traurigkeit, Angst oder Wut.		
2. Wenn ich deprimiert oder sonst irgendwie emotional aufgewühlt bin, dauert es manchmal Tage oder sogar Wochen, bis ich mich wieder beruhige.		
3. Wenn es mir schlecht geht, kann ich das kaum beeinflussen.		
4. Wenn ich mich aufrege, fällt es mir sehr schwer, meinen Alltag zu bewältigen.		
5. Ich denke oft daran, mich selbst zu verletzen oder mich umzubringen.		
6. Ich habe fast jede Nacht Schlafstörungen.		
7. Wenn ich beunruhigt bin, ziehe ich mich von anderen Menschen zurück und kapsele mich ab.		
8. Ich kann meine Wut nicht beherrschen und werde anderen gegenüber manchmal ganz schön verletzend.		
9. Wenn ich wütend, beunruhigt oder traurig bin, schiebe ich Erledigungen vor mir her und kümmere mich um nichts mehr.		
10. Wenn ich Angst habe oder deprimiert bin, greife ich zu Alkohol oder anderen Substanzen, um den emotionalen Schmerz zu betäuben.		
11. Seit Wochen habe ich keine positiven Gefühle gehabt wie Freude, Zufriedenheit oder Gelassenheit.		
12. Meine Emotionen schwanken von einem Extrem zum anderen.		
13. Oft gerate ich mit Freund*innen, Kolleg*innen oder Bekannten aneinander und streite mich mit ihnen.		
14. Wenn ich mich aufrege, frustriert oder wütend bin, werde ich verbal oder physisch aggressiv.		
15. Ich leide unter bizarren oder sogar verstörenden Gedanken und Ideen.		
16. Ich kriege noch nicht einmal mehr die einfachsten Alltagsdinge auf die Reihe.		
17. Mir ist aufgefallen, dass mein Konzentrations- und Erinnerungsvermögen erheblich nachgelassen haben.		

Diese Checkliste liefert nur ein grobes Raster zur ersten Einschätzung, keine medizinischen Diagnosekriterien. Wenn Sie aber bei mehreren Aussagen Ihr Kreuz in die Ja-Spalte gemacht haben, ist das vielleicht ein Hinweis, mit der Hausärztin oder einer Psychologin über Ihre Probleme zu sprechen. Nur eine Fachkraft kann abklären, ob wirklich eine psychische Störung vorliegt. Und falls ja, können Sie dieses Selbsthilfebuch trotzdem weiterhin nutzen, aber unter therapeutischer Aufsicht. Dann ist es noch effektiver.

Zusammenfassung

In diesem Kapitel haben Sie Folgendes erfahren:

- Negative emotionale Zustände wie Depression, Angst, Schuldgefühle, Wut und Scham dauern häufig an, weil die Betroffenen nicht aus ihrer negativen Denkweise herausfinden.
- Es gibt eine bestimmte Art der nervlichen Anspannung, das sogenannte repetitive negative Denken (RND), das Menschen wie in einer Falle gefangenhält, in der sie sich selbst, ihr Leben und ihre Zukunft von einem pessimistischen Blickwinkel aus betrachten.
- RND besteht aus passiven, überfallartigen, unkontrollierbaren und meist als ängstliche Unruhe oder depressives Grübeln wahrgenommenen Gedanken.
- RND ist belastend, weil es die Aufmerksamkeit einschränkt, die Empfindung des Kontrollverlusts verstärkt, negative Gedanken und Gefühle aufbauscht sowie den Rückzug aus Sozialkontakten in die Isolation begünstigt.
- Der erste Schritt in der Befreiung aus diesen mentalen Stricken besteht darin, herauszufinden, inwieweit Sie von RND betroffen sind und welchen Einfluss es auf Sie hat.
- Jeder Mensch erlebt im Lauf des Lebens mindestens eine persönliche Krise. Wer anerkennt, wo die eigenen Grenzen einer Selbstheilung von Depression, Angststörungen und den Folgen anderer negativer Emotionen liegen, profitiert von diesem Übungsbuch am meisten.

Ausblick

Da Sie nun besser verstehen, was es mit Ihren wiederkehrenden negativen Gedanken und Ihrem Leidensdruck auf sich hat, kommen wir zu einem weiteren Hauptfaktor: dem Kontrollverlust. Vor Jahrzehnten hat man in der Psychologie festgestellt, dass Häufigkeit und Intensität negativer Gedanken stark mit einem Gefühl der Ohnmacht einhergehen. Menschen, die häufig unter unerwünschten Gedanken leiden, bekommen das Gefühl, die Kontrolle über sich selbst zu verlieren. Ausgerechnet dann, wenn man sie am nötigsten braucht, ist sie nicht mehr da. So kommt es zu einem Dilemma, das wir „Paradox der mentalen Kontrolle“ nennen. Mehr darüber im nächsten Kapitel.

2. Das Kontrollparadox – und wie man damit umgeht

Der Grundpfeiler psychischer Gesundheit und emotionaler Balance ist Selbstbeherrschung. Gefühle und Verhalten optimal im Griff zu haben ist unser aller Wunsch. Entgleisungen, besonders, wenn sie in Gegenwart anderer geschehen, werden daher meist bitter bereut. So bewundern wir Menschen, die sich von Ungewissheit nicht beunruhigen lassen oder Rückschläge und Fehler wegstecken, ohne den Mut zu verlieren, sich selbst die Schuld zu geben oder das Handtuch zu werfen. All dies bestätigen unzählige Forschungsarbeiten: Ausgeprägte Selbstbeherrschung ist ein wichtiger Faktor für die psychische Gesundheit, nachhaltigen Erfolg und Lebenszufriedenheit.

Mentale Kontrolle ist genauso wichtig. Da unser Gehirn Gedanken, Bilder, Wahrnehmungen und Erinnerungen praktisch am laufenden Meter erzeugt, müssen wir unsere Aufmerksamkeit auf die im Moment wesentlichen richten und die übrigen ignorieren. Diese Fähigkeit, zwischen wichtig und unwichtig zu unterscheiden, ist in dem Gehirnareal namens präfrontaler Kortex verankert. Sie erfordert ein beträchtliches Maß an mentaler Kontrolle. Nur leider funktioniert sie nicht perfekt, und so richten wir unsere Aufmerksamkeit oft auf Belangloses oder verfangen uns in hinderlichen, wenn nicht sogar toxischen Denkweisen. Nichts anderes geschieht bei RND.

Rhonda (siehe Kapitel 1) ist ein Paradebeispiel für mangelnde mentale Kontrolle. Sie leidet unter einer generalisierten Angststörung und macht sich ständig Sorgen, etwa um Geld und um ihre Rente. Sich das auszureden und sich zu sagen: „Bis dahin ist es ja noch eine Weile hin" hilft nicht. Wie sehr sie sich auch anstrengt – ihr ist immerzu bange. Als würde sie gegen eine mentale Mauer anrennen! Je mehr Rhonda ihre sorgenvollen Gedanken unter Kontrolle bringen will, desto weniger Kontrolle hat sie über sie. Hier sehen wir das mentale Kontrollparadox, live und in Farbe.

Wer schon einmal an einem Wettkampf teilgenommen hat, weiß: Überanstrengung schwächt. Davon handelt dieses Kapitel: von der Quintessenz des mentalen Kontrollparadoxes, das entsteht, wenn man sich zu viel Mühe gibt. Wie Sie gleich erfahren werden, ist die beste Methode, RND zu zügeln die, die Zügel loszulassen. Wie sieht es mit Ihren mentalen Kontrollstrategien aus? Sind sie eher effektiv oder ineffektiv? Mithilfe von Übungen und Arbeitsblättern werden Sie das herausfinden, und zudem, welche Probleme auftreten, wenn Sie das Leid verursachende RND mit aller Macht bezwingen wollen.

2.1 Eisbären und das Paradox mentaler Kontrolle

Die Aufmerksamkeit und Konzentration nur auf das richten zu können, was für die jeweilige Situation relevant ist und sich nicht von irrelevanten Gedanken ablenken zu lassen, ist eine der grundlegendsten Fähigkeiten des Menschen. Ein Beispiel: Um diesen Textabschnitt zu schreiben, muss ich die dafür relevanten Gedanken in den Mittelpunkt rücken und spontane Einfälle wie „Was gibt's heute zum Mittagessen?" in den Hintergrund. Doch das mit der Selbstbeherrschung klappt nicht immer; sie lässt uns ausgerechnet dann im Stich, wenn wir sie am meisten brauchen. Ist Ihnen das auch schon aufgefallen? Manchmal können Sie sich total gut konzentrieren, doch dann wiederum gelingt es Ihnen kaum und Sie sind leicht ablenkbar.

Die mentale Kontrolle ist ein Rätsel, über das die psychologische Forschung schon Einiges in Erfahrung gebracht hat. Eine der Hauptfragen lautet: Wie viel Kontrolle haben wir über unerwünschte emotionale Gedanken? Ist es möglich, wiederkehrenden, unerwünschten Gedanken willentlich einen Platzverweis zu erteilen? Beginnen wir mit den Grenzen der mentalen Kontrolle und was das für die Arbeit mit diesem Buch bedeutet.

Viele Erkenntnisse über die Grenzen der mentalen Kontrolle stammen aus einem genialen Experiment des verstorbenen Psychologen Daniel Wegner (1992, S. 14ff.). Seine Versuchspersonen schauten sich das Bild eines Eisbären an und sollten dann fünf Minuten nicht an Eisbären denken, was den Effekt hatte, dass sie erst recht daran dachten. Und wie zahlreiche „Eisbär"-Nachfolgestudien deutlich gemacht haben, ist die Fähigkeit *nicht* zu denken (Gedanken zu unterdrücken) beschränkt: Häufig wird die Anzahl der unerwünschten Gedanken durch die Bemühung sogar vermehrt. Machen Sie nun – nach dem Motto Probieren geht über Studieren – die folgende Übung.

ÜBUNG: Das Eisbärenexperiment

Für das Experiment benötigen Sie einen Wecker, Stift und Papier. Es besteht aus zwei Teilen. Im ersten testen Sie, wie gut Sie Ihre Aufmerksamkeit auf einen Gedanken lenken und diesen „festhalten" können. Stellen Sie den Wecker auf zwei Minuten, schließen Sie Ihre Augen und denken Sie an einen Eisbären. Konzentrieren Sie sich mit aller Kraft auf ihn. Wenn Ihnen ein anderer Gedanke dazwischenfunkt, markieren Sie das mit einem Strich und kehren Sie dann mit Ihrer Aufmerksamkeit zum Eisbären zurück. Wenn die zwei Minuten um sind, öffnen Sie die Augen. Zählen Sie die Striche auf dem Papier und tragen Sie Ziffer unten ein. Bewerten Sie dann Ihre Erfahrung auf der Dreistufenskala.

Gedanken festhalten

1. Anzahl der Gedankenunterbrechungen: ____________________
2. Erfolg beim Festhalten des Gedankens: 0 = misslungen, 1 = einigermaßen gelungen, 2 = gelungen
3. Wie viel Mühe es gekostet hat, *die ganze Zeit* an den Eisbären *zu denken*: 0 = gar keine Mühe, 1 = etwas Mühe, 2 = große Mühe

Im zweiten Teil des Experiments geht es darum, Gedanken „fernzuhalten". Stellen Sie wieder den Wecker auf zwei Minuten, schließen Sie die Augen und versuchen Sie, *nicht* an einen Eisbären zu denken. Halten Sie jegliche Gedanken an ihn aus Ihrem Bewusstsein fern oder unterdrücken Sie sie. Wenn er trotzdem auftaucht, machen Sie einen Strich und richten Sie Ihre Aufmerksamkeit einfach wieder auf andere Dinge. Bewerten Sie diese Erfahrung, nicht an einen Eisbären zu denken, auf den dafür vorgesehenen Skalen.

Gedanken fernhalten

1. Anzahl der aufdringlichen Gedanken an einen Eisbären: ____________________
2. Erfolg beim Fernhalten des Gedankens: 0 = misslungen, 1 = einigermaßen gelungen, 2 = gelungen
3. Wie viel Mühe es gekostet hat, *nicht* an den Eisbären *zu denken*: 0 = keine Mühe, 1 = etwas Mühe, 2 = große Mühe

Was fanden Sie schwieriger? Den Eisbärengedanken zu unterdrücken (fernhalten) oder dabei zu bleiben (festhalten)? Was erstaunt Sie mehr? Dass es Mühe kostet, sich die ganze Zeit auf ein und denselben Gedanken zu konzentrieren oder dass es Mühe kostet, einen unerwünschten Gedanken zu unterdrücken? Die Mehrheit findet das Unterdrücken des Eisbärengedanken schwieriger und staunt über die eigene Unfähigkeit.

Ist Ihnen durch diese Übung klar geworden, wie begrenzt unsere mentale Kontrolle ist? Haben Sie nebenbei auch die negativen Folgen bemerkt, die auftreten, wenn Sie versuchen, nicht an etwas Bestimmtes zu denken? Stellen Sie sich vor, wie viel schwerer Ihnen das Unterdrücken des Gedankens fiele, wenn dieser für Sie wichtig wäre. Wenn es sich zum Beispiel um etwas handelte, das Sie zutiefst bedauern, wenn Sie stunden- oder gar tagelang ununterbrochen versuchen würden, „nicht daran zu denken". So hat das Unterdrücken persönlich bedeutsamer Gedanken mehr negative Folgen als das von Belanglosigkeiten, wie etwa an den Eisbären. Je wichtiger der Eindringling ist, desto mehr beschäftigt man sich mit ihm. Und so fällt es uns schwerer, uns auf etwas anderes zu konzentrieren, weil wir uns sagen: „Ich muss aufhören, so negativ zu denken." Wenn die Kontrolle des Gedankens immer wieder misslingt, führt das zu mehr Frustration, Angst, Schuldgefühlen oder Verzagtheit. Und da der Gedanke immer wieder auftaucht, wächst der emotionale Leidensdruck. Dies ist das besagte mentale Kontrollparadox, wie auch Abbildung 2.1 veranschaulicht.

↑ **Stärkere mentale Anstrengung = Schwächere mentale Kontrolle** ↓

Abbildung 2.1: Das mentale Kontrollparadox

Rhonda gab sich alle Mühe, sich nicht um den Gesundheitszustand ihres Mannes zu sorgen. Wenn sie es doch tat, versuchte sie, ihre Besorgnis im Keim zu ersticken, indem sie sich selbst gut zuredete, dass alles schon gut werden würde. Sie betete Gesundheitsstatistiken herunter zur Sterbewahrscheinlichkeit für amerikanische Männer mittleren Alters mit einem Risiko für Herzerkrankungen. Aber es half nicht. Je mehr sie versuchte, den sorgenvollen Gedanken zu unterdrücken, desto stärker nahm er sie in Beschlag. Sie kam einfach nicht dagegen an. Völlig unbemerkt war sie dem mentalen Kontrollparadox in die Fänge geraten.

2.2 Loslassen

Haben Sie bei der Eisbärübung die Zuversicht verloren, dass Sie Ihre belastenden Gedanken unter Kontrolle bekommen können? Man kann sie nicht ignorieren, und die Bemühungen einzustellen ist alles andere als einfach, es ist unmöglich, und das wissen Sie schon seit einer Weile. Sich zu sagen: Achte nicht darauf, denk einfach an etwas anderes und alles wird gut, ist kontraproduktiv. Und zwar aus verschiedenen Gründen:

- Sind Gedanken emotional, schenken wir ihnen automatisch mehr Aufmerksamkeit.
- *Nicht* an etwas denken zu wollen ist geistig ziemlich energieraubend.
- Wiederkehrende negative Gedanken drehen sich um persönlich bedeutsame Themen.
- RND fesselt leichter als andere Denkweisen.
- RND macht aus einer momentanen Anwandlung ein Riesending.

Sind die belastenden Gedanken so hartnäckig anhänglich, dass wir sie nicht ignorieren können, braucht es eine andere Herangehensweise. Überzeugen Sie sich zuerst davon, dass das Loslassen nicht klappt, wenn Sie sich noch mehr anstrengen, die Gedanken zu unterdrücken oder sich abzulenken. Vielleicht haben Sie über das Ergebnis des Eisbärenexperiments zwar gestaunt, führen es aber nach wie vor auf Ihre mangelnde Selbstbeherrschung zurück. Machen Sie in diesem Fall die nächste Übung, die auf einer ähnlichen Übung aus meinem Buch *The Anxious Thoughts Workbook* (Clark 2018, S. 96–97) basiert und noch direkter auf die Auswirkungen der mentalen Kontrolle unerwünschter, belastender Gedanken abzielt.

ÜBUNG: Das Zweitage-Experiment

Wählen Sie einen Ihrer wiederkehrenden negativen Gedanken, zum Beispiel aus der Liste, die Sie im vorigen Kapitel bei der ersten Übung erstellt haben, und schreiben Sie ihn in die dafür vorgesehene Leerzeile.

Legen Sie nun zwei Werktage fest. An dem einen üben Sie eher wenig Macht über Ihre Gedanken aus, an dem anderen sehr viel. Wann immer an Tag 1 RND auftritt, widmen Sie der Kontrolle darüber so wenig Aufmerksamkeit wie möglich. Gewähren Sie allen Gedanken und Gefühlen uneingeschränkt Zutritt zu Ihrem Bewusstsein und lassen Sie die Zügel, mit denen Sie Ihr RND lenken wollen, los.

An Tag 2 achten Sie hingegen ganz genau auf jedes Anzeichen für RND. Geben Sie Ihr Bestes, um sich den Gedanken aus dem Kopf zu schlagen.

Beschreiben Sie am Ende jeden Tages, wie es für Sie war, wenn Sie darauf verzichten, Macht über den Gedanken auszuüben und loszulassen im Vergleich zu dem, wie es war, ihn um keinen Preis denken zu wollen. Ihre Beschreibung sollte detailliert genug sein, damit Sie die folgenden Fragen beantworten und die Vorteile des mentalen Machtverzichts auflisten können.

Beobachtungen an den Tagen des mentalen Machtverzichts	Beobachtungen an den Tagen der mentalen Machtausübung

Beantworten Sie nun auf der Basis Ihrer Beobachtungen folgende Fragen:

- An welchen Tagen haben Sie weniger unter RND gelitten? Als Sie sich zusammengenommen oder als Sie lockergelassen haben? Oder haben Sie keinen Unterschied festgestellt?

____

____

- Waren Sie an den „Kontrolltagen“ frustrierter oder gestresster? Haben Sie sich an den „Loslasstagen“ weniger über sich selbst geärgert?

____

____

- Hat sich der hohe Energieaufwand beim Beeinflussen der Gedanken gelohnt? Listen Sie nun die Vorteile beider Verhaltensweisen auf.

Vorteile des Machtverzichts	Vorteile der Machtausübung

Wie lautet Ihr Fazit im Hinblick auf Ihre Bemühungen, RND zu ignorieren, zu unterdrücken oder zu verhindern? Waren Sie beim Lockerlassen weniger ängstlich, deprimiert, wütend oder von Schuld bedrückt? Oder waren Ihre Gedanken und Gefühle an beiden Tagen in etwa gleich? Wenn Sie zu einem dieser Schlüsse gelangt sind, sind Sie zum Machtverzicht bereit. Sie haben erkannt, dass sich den unerwünschten Gedanken aus dem Kopf zu schlagen nichts weiter als vergebene Liebesmüh ist.

Da es gut sein kann, dass Ihnen nicht ganz geheuer dabei ist, keine Macht über Ihre Gedanken auszuüben, oder dass Sie es nicht so ohne Weiteres schaffen, sie wandern zu lassen, und dies aber eine wichtige Fähigkeit ist, werden Sie in den nachfolgenden Kapiteln Strategien lernen, die Ihnen dabei helfen.

2.3 Die falschen Kontrollstrategien

Der erste Schritt in die Freiheit besteht darin, die eigenen Grenzen kennenzulernen und der zweite Schritt, herauszufinden, auf welche Weise man versucht, dem RND gegenzusteuern.

Bekanntlich wirken nicht alle Strategien zur mentalen Kontrolle (Wegner 2011), manche sind zielführend und andere nicht, und wenn die Gedanken persönlich bedeutsam sind – was beim RND der Fall ist –, greifen wir leider zu letzteren (Levine & Warman 2016). Tabelle 2.1 enthält eine Liste der häufigsten mentalen Steuerungsreaktionen, die je nachdem, wie gut sie von unerwünschten negativen Gedanken ablenken, in relativ effektive und ineffektive unterteilt sind (Wegner 2011; Wells & Davies 1994).

Gar nichts zu tun, wenn man unentwegt von demselben belastenden Gedanken überfallen wird, ist jedoch alles andere als einfach. Er muss ja wichtig sein, denken wir, sonst käme er doch nicht immer wieder. Also weisen wir ihm höchste Priorität zu und müssen uns extra anstrengen, um die Aufmerksamkeit woandershin zu lenken.

Da diese mentalen Steuerungsreaktionen im Bruchteil von Sekunden erfolgen, muss man sie sich erst einmal bewusst machen. Das kann man üben und dazu bekommen Sie ausreichend Gelegenheit, wahrscheinlich sogar mehrmals am Tag.

Effektive Strategien	Ineffektive Strategien
Den Gedanken durch einen anderen ersetzen.	Sich selbst zurechtweisen.
Sich zur Ablenkung mit etwas beschäftigen.	Sich für die eigene Denkweise kritisieren.
Den Gedanken einfach akzeptieren, ihn durch den Kopf „schweben" lassen, ohne sich mit ihm auseinanderzusetzen.	Sich bei anderen rückversichern.
Den negativen Gedanken von einer positiveren, hilfreicheren Seite aus betrachten.	Sich selbst befehlen, nicht mehr so zu denken.
Sich entspannen, meditieren, tief durchatmen.	Die Bedeutung des Gedankens analysieren, um herauszufinden, warum man so denkt.
Den Gedanken mit Humor nehmen.	Gegenbeweise für den Gedanken suchen.
	Mithilfe immer derselben Worte oder Taten (z. B. etwas nachkontrollieren) dem Gedanken widersprechen bzw. den Stress reduzieren.
	Reflexionen über RND aktiv unterdrücken.
	Tröstliche Gebete und Mantras.
	Sich gut zureden, dass alles gut wird.
	Zwanghafte Rituale.
	RND auslösende Situationen, Gegenstände oder Menschen meiden.

Tabelle 2.1: Die häufigsten Strategien zur mentalen Kontrolle

Lesen Sie sich die Tabelle gut durch und denken Sie in aller Ruhe darüber nach, wie Sie auf negative Gedanken reagieren. Greifen Sie zu bestimmten Strategien? Zu effektiven oder zu ineffektiven? Falls letzteres, könnte das erklären, weshalb Ihr RND außer Kontrolle gerät. Die meisten Menschen sind stark darauf fixiert, wie schlecht es ihnen geht, dass sie vollkommen übersehen, inwieweit ihre Reaktion auf negative Gedanken zu ihrem Leiden beiträgt.

2.4 Das Denken effektiv steuern

Manche Strategien zur Steuerung geistiger Prozesse sind effektiv, aber schwierig zu meistern. In der Therapie von Angststörungen und Depressionen werden neben positiven Selbstaffirmationen auch kognitives Umstrukturieren und Achtsamkeitstechniken verwendet. Beide Ansätze sind zwar evidenzbasiert, jedoch ohne professionelle Anweisung kaum erlernbar. Vermeidung, Rückversichern und Selbstkritik verschlimmern negatives Denken und sollten nicht genutzt werden.

Beachten Sie, dass die in der linken Spalte aufgeführten sieben Strategien effektiver im Umgang mit RND sind als andere. Je nach Auslösersituation und Belastungsgrad kann ihre Wirksamkeit variieren, wie der Pfeil in Abbildung 2.2 veranschaulicht.

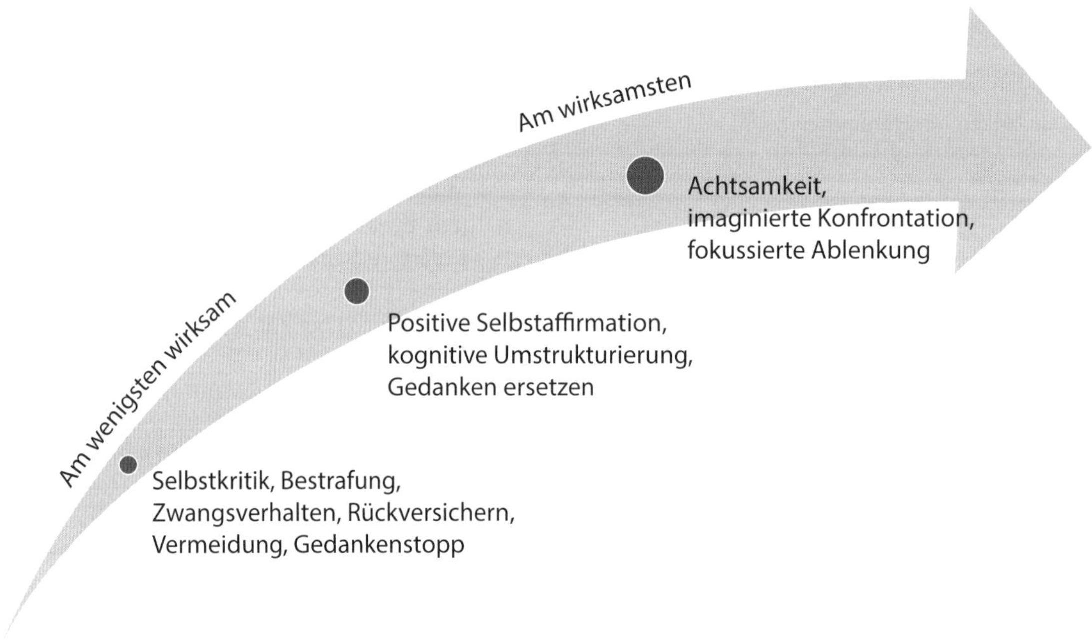

Abbildung 2.2: Der Wirksamkeitspfeil mentaler Kontrollstrategien

Die Strategien am unteren Ende des Pfeils richten sich frontal gegen den negativen Gedanken, um ihn vollkommen aus dem Kopf zu verbannen. Falls sie überhaupt wirken, ist das nur von kurzer Dauer, dann kehrt der Gedanke – meist verstärkt – zurück.

Wenn Rhonda sich um ihre finanzielle Situation oder den Gesundheitszustand ihres Mannes sorgte, versuchte sie, *sich rückzuversichern,* dass alles in Ordnung war, aber das beruhigte sie nicht. Oder sie *kritisierte sich* und schimpfte sich eine „dumme Sorgenliese", woraufhin sie sich erst recht schlecht fühlte. Und so drehte sie sich endlos weiter in ihrem Angstteufelskreis.

Mit den Strategien in der Pfeilmitte – sich die eigenen positiven Seiten und Charaktereigenschaften vor Augen zu führen *(Selbstaffirmation),* die Richtigkeit des RND infrage zu stellen *(kognitive Umstrukturierung)* und den *negativen durch einen positiven oder neutralen Gedanken zu ersetzen* – lassen sich negative Gedanken und Gefühle einigermaßen gut in den Griff bekommen. Da sie gleichzeitig eine direkte Auseinandersetzung mit RND erfordern, kann man hierbei jedoch nie wirklich lockerlassen.

Strategien, die das RND passiver, distanzierter und auch optimistischer angehen, sind am wirksamsten. *Achtsamkeit* bedeutet, der negative Gedanke „darf im Kopf bleiben". Er wird, ohne auf ihn zu reagieren oder ihn zu verurteilen, aus einer neutralen Perspektive wahrgenommen. Eine *imaginierte Konfrontation* besteht darin, sich dem fraglichen Gedanken eine festgelegte Weile lang vorsätzlich auszusetzen. Bei der *fokussierten Ablenkung*, einem systematischeren Ansatz, wird die Aufmerksamkeit vom RND weg auf etwas anderes gerichtet, mit dem man sich auseinandersetzen oder das man tun kann.

Rhonda hält sich jeden Abend ein Zeitfenster frei, in dem sie sich ihre meistgefürchtete Katastrophe in allen Farben ausmalt (imaginierte Konfrontation), und wie sie erstaunt feststellt, lassen ihre Ängste und Sorgen paradoxerweise nach.

Tabelle 2.2 enthält Beispiele und Definitionen für die im Wirksamkeitspfeil dargestellten Strategien. Die therapeutisch sinnvollsten finden sich zuoberst und die therapeutisch nicht sinnvollen zuunterst. Überlegen Sie beim Lesen, welche Sie verwenden, wenn Sie innerlich unter Stress stehen. Seien Sie unbesorgt, falls Sie mit der Tabelle nichts anfangen können: Sie dient nur als Einführung und Basis für die nachfolgenden Kapitel, die sich mit spezifischen Arten des RND beschäftigen und damit, wie man am besten mit ihnen umgeht.

Strategie	Beschreibung	Beispiel
Achtsamkeit	Den unerwünschten wiederkehrenden Gedanken passiv wahrnehmen, akzeptieren und ruhen lassen, ohne darüber zu urteilen oder ihn angestrengt unter Kontrolle bringen zu wollen.	Wenn Ihnen ein Fehler einfällt, den Sie früher begangen haben, lassen Sie die Erinnerung urteilsfrei und unkontrolliert in Ihr Bewusstsein hinein- und wieder hinausschweben.
Fokussierte Ablenkung	Die ganze Aufmerksamkeit auf eine hochinteressante Idee, Erinnerung oder Handlung richten, die die Informationsverarbeitungskapazität ganz und gar in Anspruch nimmt.	Wenn Sie ständig an eine schlechte Erfahrung denken müssen und leidenschaftlich gern gärtnern, richten Sie ihre volle Aufmerksamkeit auf die Umgestaltung Ihres Gartens.
Positive Selbst-affirmationen	Einfühlsames Vergegenwärtigen positiver Eigenschaften, die von der Integrität und Gutartigkeit der eigenen Person zeugen.	Wenn Sie wegen früherer Missetaten immer noch unter Schuldgefühlen leiden, halten Sie sich vor Augen, dass Sie auch ein liebevoller Vater, ein treusorgender Freund und ein kompetenter und zuverlässiger Arbeiter sind.
Kognitive Um-strukturierung	Systematisch Beweise sammeln, die die Richtigkeit des RND infrage stellen, und realistischere Denkweisen entwickeln, die angemessenere Verhaltensweisen gestatten.	Wenn Sie immer wieder denken: „Warum habe ich mehr Verluste erlitten als andere Leute?", sammeln Sie Beweise, die das widerlegen, und passen Sie den Gedanken der Realität an: „Manche Menschen erleiden eben auch ohne ihr Dazutun mehr Verluste als andere."

Strategie	Beschreibung	Beispiel
Gedanken ersetzen	Die Aufmerksamkeit statt auf den wiederkehrenden negativen auf einen positiven oder neutralen Gedanken richten.	Wenn Sie ein Sportfan sind und immer wieder befürchten, dass Ihre Freundin Sie betrügt, versuchen Sie stattdessen, an das Spiel zu denken, das Sie zuletzt gesehen haben.
Rückversichern	Sich davon vergewissern oder sich von anderen Menschen rückbestätigen lassen, dass Gedanken keinen Schaden anrichten und alles gut wird.	Wenn Sie bei jedem Symptom oder spontan auftretenden Schmerzen das Internet durchforsten, um sich von deren Gutartigkeit zu überzeugen und sich gesund zu wissen.
Vermeidung	Situationen, Gedanken oder Gefühle meiden, die RND auslösen könnten.	Wenn Sie Angst um Ihren Job haben oder vor einer Leistungsbeurteilung nervös sind und allen Menschen, Situationen oder Gesprächen ausweichen, die das wachrufen.
Gedankenstopp	Sich laut sagen: „Hör auf, so zu denken!“	Wenn Sie die Erinnerung an ein demütigendes Erlebnis frustriert, sagen Sie zu sich selbst leise: „Stopp!“
Zwanghafte Rituale	Bestimmte Rituale, die Stress reduzieren oder befürchtete negative Ereignisse abwenden sollen, gedanklich oder auch real vollziehen.	Wenn Sie religiös sind und häufig unmoralische oder anstößige Dinge denken und sich jedes Mal mit einem bestimmten Spruch davon reinwaschen.
Selbstkritik bzw. Selbstbestrafung	Mit sich selbst schimpfen oder abwertend sprechen, weil man negative Gedanken hat und sie nicht in den Griff bekommt.	Wenn Sie sich Dinge sagen wie z. B.: „Stell dich nicht so an“, „Ich bin ja verrückt“, „Nie kriege ich irgendetwas auf die Reihe“.

Tabelle 2.2: Strategien zur Kontrolle mentaler Prozesse in der Reihenfolge ihrer Wirksamkeit

Erkennen Sie einige der in Tabelle 2.2 aufgeführten Strategien wieder? Vielleicht haben Sie in der Therapie davon gehört und sind aber wieder davon abgekommen? Haben sie Ihnen geholfen, als Ihre Gedanken oder Gefühle Sie quälten? Wissen Sie noch, wie das war? Oder kennen Sie aus eigener Erfahrung nur die weniger effektiven, wie Rückversichern, Vermeiden und Selbstkritik? Oder vielleicht gar keine? Wie auch immer – in den folgenden Kapiteln werden Sie wirksame Strategien für spezifische RND-Formen erlernen.

In der letzten Übung dieses Kapitels können Sie herausfinden, mit welchen effektiven Strategien Sie jetzt schon auf negative Gedanken reagieren, die nur geringfügig belastend sind. Denn gerade im Zusammenhang mit diesen ist uns das häufig nicht bewusst.

ÜBUNG: Erkennen Sie Ihre beste Strategie

Wählen Sie einen normalen Werktag, an dem Sie bewusster als sonst darauf achten, was Ihnen so durch den Kopf geht, besonders aber auf negative Dinge, die Sie nur minimal stören, Ihren Alltag nicht beeinträchtigen und somit nicht unter RND fallen. Merken Sie sich Ihre Gedanken sowie Ihre Reaktionen darauf, notieren Sie sie oder speichern Sie sie als Sprachmemos und schreiben Sie sie am Abend auf die vorgesehenen Leerzeilen. Machen Sie die Übung an mehreren Tagen.

1. Negativer Gedanke: ______________________________

   Meine Reaktion: ______________________________

2. Negativer Gedanke: ______________________________

   Meine Reaktion: ______________________________

3. Negativer Gedanke: ______________________________

   Meine Reaktion: ______________________________

4. Negativer Gedanke: ______________________________

   Meine Reaktion: ______________________________

5. Negativer Gedanke: ______________________________

   Meine Reaktion: ______________________________

Wie häufig haben Sie die folgenden relativ wirksamen Strategien zur Steuerung Ihrer kaum belastenden negativen Gedanken genutzt: 0 = nie, 1 = manchmal, 2 = meistens.

Achtsamkeit oder Meditation	
Fokussierte Ablenkung	
Positive Selbstaffirmation	
Kognitive Umstrukturierung	
Gedanken ersetzen	

Verwenden Sie manche Strategien öfter als andere, vielleicht weil sie Ihnen angenehmer sind? Dann könnten Sie an ihrer Verbesserung arbeiten und so das RND effektiver in den Griff bekommen. Gezieltere Herangehensweisen bei verschiedenen Arten des RND folgen in den nächsten Kapiteln.

Beginnen Sie bei weniger belastenden Gedanken mit den Strategien, die ihnen mehr liegen. Möglicherweise haben Sie damit schon Erfolg gehabt oder sie fallen ihnen leichter, weil sie Ihrer Persönlichkeit und Ihrer natürlichen Veranlagung entsprechen. So bevorzugen eher analytisch veranlagte Menschen die kognitive Umstrukturierung und eher intuitive die Achtsamkeitsmethode oder Meditation. Beschäftigen Sie sich im Lauf Ihrer Lektüre verstärkt mit den Strategien, die besser zu Ihnen passen. Doch das ultimative Ziel besteht darin, anders auf RND zu reagieren, bis Sie an den Punkt kommen, wo Sie es nicht mehr bezwingen wollen, sondern loslassen.

Zusammenfassung

Was Sie in diesem Kapitel erfahren haben:

- Ihrer Fähigkeit, unerwünschte Gedanken zu steuern, sind Grenzen gesetzt.
- Es gibt ein mentales Paradox: Je mehr Macht man über die eigenen Gedanken haben will, desto weniger gelingt es.
- Die beste Strategie gegen RND besteht darin, die Kontrolle aufzugeben, indem man sich immer weniger darum bemüht und unerwünschte Gedanken stattdessen toleriert.
- Strategien, bei denen man auf Abstand zum RND geht, sind effektiver, als sich direkt damit zu konfrontieren oder es zu vermeiden.
- Es empfiehlt sich, zuerst an der Verbesserung von Strategien zu arbeiten, die einem liegen und die bei weniger belastenden negativen Gedanken wirken.

Ausblick

Herzlichen Glückwunsch, dass Sie die einleitenden Kapitel durch haben! Theoretische Abhandlungen mit Hintergrundinformationen sind ja nicht so beliebt, aber durchaus nützlich, weil sie eine gute Grundlage für das Kommende bilden. Alles, was Sie bis hierher gelesen haben, wird Ihnen helfen, die therapeutischen Strategien für spezifische Probleme wie Sorge, Grübeln oder Reue nachzuvollziehen. Blättern Sie ruhig immer wieder zu diesen Kapiteln zurück, um Ihr Gedächtnis im Hinblick auf RND und der Kontrolle darüber aufzufrischen. Nun ist es an der Zeit, die Erkenntnisse auf spezifische emotionale Probleme anzuwenden, als Erstes auf die verbreitetste Form des RNDs: die chronische Sorge.

3. Sorge – und wie man sie sich abgewöhnt

Sich Sorgen zu machen erscheint so natürlich wie das Atmen. Wie könnte es auch anders sein? Das Leben ist manchmal so schwierig und die Zukunft so ungewiss, da blickt man schon mal besorgt zum Himmel, um zu sehen, ob sich dort wohl etwas Unangenehmes zusammenbraut. Wird die Lage brenzlig oder ist sie schon gefährlich, gerät man in Sorge. Das ist normal. Zu viel davon ist jedoch ein Hauptmerkmal von nervöser Angst, insbesondere der Generalisierten Angststörung (GAS).

Man kann sich also auf unterschiedliche Art sorgen. Chronische Sorge schadet der Gesundheit, denn sie zieht sich durch den ganzen Tag, gerät außer Kontrolle und dreht sich sogar um Kleinigkeiten. Dass man sich um gravierende Dinge Sorgen macht, etwa um eine lebensbedrohliche Krankheit, das Ende einer wichtigen Beziehung oder eine berufliche Niederlage, leuchtet ein. Aber chronisch Besorgte machen sich schon um profane Dinge einen Kopf, etwa darum, ob sie es rechtzeitig zu einem Termin schaffen, den Straßenverkehr, den Haushalt oder die Essenszubereitung. Das damit einhergehende beklemmende Gefühl will, trotz aller Bemühungen, sachlich zu bleiben, einfach nicht verschwinden. Es nistet sich ein, obwohl man beruhigend auf sich selbst einredet, dass alles gut wird. In diesem Fall spricht man von maladaptiver (fehlangepasster) Sorge, und sie erfüllt alle in Kapitel 1 erörterten Kriterien des RND. Und sie erscheint oft nicht nachvollziehbar.

Wer unter schwierigen Bedingungen lebt, meint man, müsste mehr Anlass zur Sorge haben. Dem ist nicht so. So sorgen sich Ältere weniger als Jüngere, obwohl sie gesundheitlich abbauen, auf ihre Rente angewiesen sind und den Tod nahestehender Menschen betrauern (Gonçalves & Byrne 2013). In Ländern mit hohem Einkommen sind übermäßig starke Sorgen verbreitet (Rusico et al. 2017). Daraus folgt: Ein relativ leichtes und stressfreies Leben ist kein Garant für Sorglosigkeit. Dies ist jedoch eine gute Nachricht, weil es im Umkehrschluss bedeutet, dass ein schwieriges Leben nicht notwendigerweise Anlass zur Sorge gibt. Egal, welche Knüppel einem zwischen die Beine fliegen – andere trifft es schlimmer, ohne dass sie vor Sorge wie gelähmt sind.

Besorgnis ist solch eine natürliche Reaktion, dass wir uns erst einmal klarmachen müssen, was es eigentlich bedeutet, wenn sie exzessiv bzw. maladaptiv ist. Dann nämlich erfüllt sie die Kriterien für RND. Ob Sie davon betroffen sind, können Sie anhand der in diesem Kapitel enthaltenden Anhaltspunkte und Übungen herausfinden. Als Erstes erfahren Sie den Unterschied zwischen realistischer, produktiver und irrationaler, maladaptiver Sorge. Wenn Sie sich wegen tatsächlicher großer Probleme sorgen, tritt Besserung ein, indem Sie lernen, diese Probleme zu lösen. Chronische Sorge dreht sich jedoch meist um eingebildete unwahrscheinliche Zukunftsszenarien, die man am besten „entkatastrophisiert" und systematisch konfrontiert. Schauen wir uns zunächst einmal die Geschichte von Liam an, der sich mit lähmender Sorge herumplagte.

Liams Geschichte: Krank vor Sorge

Liam bereitet sich seit über drei Jahren auf ein Medizinstudium vor und hat mit Sorgen und Ängsten zu kämpfen. Als ältester Sohn einer Mittelschichtfamilie mit hohen Erwartungen steht er seit eh und je unter Leistungsdruck. Schon als Kind interessierte er sich leidenschaftlich für Medizin, und Arzt zu werden ist offensichtlich ganz wichtig für sein Selbstwertgefühl. Er weiß um die Wettbewerbssituation und die hohen Zulassungsanforderungen, die es erschweren, einen Studienplatz zu ergattern.

Liam ist hochbegabt, braucht aber auch hervorragende Noten und Nachweise für seine fachliche und persönliche Eignung. Also belegt er die ambitioniertesten Vorbereitungskurse, strengt sich höllisch an und lernt fleißig, um bestmögliche Ergebnisse zu erzielen und damit den Erfolg seiner Bewerbung sicherzustellen. Trotz allem zweifelt er an sich selbst, ist unsicher und macht sich Sorgen.

Vor jedem Test, jeder Prüfung und jedem Hausarbeitsabgabetermin überfällt ihn eine schreckliche Angst, nicht zu genügen. Da er nie das Gefühl hat, den Stoff wirklich zu beherrschen, lernt er mehr als eigentlich notwendig ist. Er schläft schlecht und macht sich dann noch mehr Sorgen, dass der Schlafmangel seine Leistung beeinträchtigt. Er hält sich für weniger intelligent als die anderen und befürchtet, die Dozent*innen könnten denken, er habe nicht das Zeug zum Mediziner. Immer wieder will er von seiner Mutter die Bestätigung, dass er es auf die Uni schaffen wird.

Die bangen Gedanken um das Medizinstudium quälen ihn unentwegt und machen ihn schließlich sogar krank. Er bekommt starke Bauch- und Kopfschmerzen. Seine Hausärztin führt dies auf Nervosität und Stress zurück und warnt ihn, wenn er dies nicht in den Griff bekomme, müsse er eine mehrmonatige Pause einlegen. Infolgedessen sorgt er sich zusätzlich um seine Sorge: Sie ist außer Kontrolle geraten und droht, seinen größten Traum zunichte zu machen.

Kommt Ihnen das irgendwie bekannt vor? Haben auch Sie Angst vor der Zukunft? Leiden Sie unter „ausufernden Sorgen"?

3.1 Der unwiderstehliche Drang zur Sorge

Besorgniserregend kann alles sein, was ungewiss ist, also eigentlich das Leben an sich, besonders aber die Dinge, für die wir Verantwortung tragen, die wir erreichen wollen, die uns zutiefst am Herzen liegen: Veränderungen oder Probleme in der Familie oder in Beziehungen, die eigene Gesundheit und Sicherheit oder die von Angehörigen, Arbeit oder Schule, die Finanzen, das Weltgeschehen. Manchmal geht es aber auch um banale Dinge wie Pünktlichkeit, Erledigungen oder Reparaturen in der Wohnung. Meistens befürchtet man etwas Negatives, aber selbst positive Veränderungen wie die Geburt eines Kindes oder eine neue Arbeitsstelle können den Sorgenkreislauf in Gang setzen.

Wenn Sie schon immer mit Sorgen zu kämpfen hatten, sind Sie vielleicht davon überzeugt, dass Sie nichts dagegen unternehmen können, weil es in der Familie liegt und es Ihr Schicksal ist, eine Sorgenliese oder ein Hasenfuß zu sein. Das Leben, kompliziert und ungewiss wie es ist, gibt zwar reichlich Anlass zur Sorge – ein Geburtsrecht ist sie aber nicht. Sie wird, meist von Kindesbeinen an, erlernt und verfestigt sich im Lauf der Zeit zur Gewohnheit. Liam schiebt seine Besorgnis auf seine Lebensumstände, den Stress und die Anforderungen seiner Kurse. Doch in Wahrheit macht er sich auch um anderes einen Kopf, etwa um seine Gesundheit und seine Beziehungen. Eigentlich sorgt er sich immer, wenn er an die Zukunft denkt, quasi automatisch und mit steigender Tendenz.

Um die Sorge in den Griff zu bekommen, muss man als Erstes verstehen, dass sie unwiderstehlich ist. Warum? Das erschließt sich aus der folgenden Definition:

Sorge ist eine sich permanent wiederholende, unkontrollierbare Gedankenkette, die sich hauptsächlich auf ein eventuell in der Zukunft drohendes Unheil konzentriert. Dabei werden verschiedene Problemlösungen durchgespielt, was die starke Verunsicherung durch die Ungewissheit der möglichen Gefahr jedoch nicht zu reduzieren vermag (Clark & Beck 2014, S. 268).

Aus dieser Definition kristallisieren sich *sechs Hauptbestandteile der unwiderstehlichen Sorge* heraus.

1. *Ungewissheit:* Sorge richtet sich immer auf zukünftige Katastrophen oder unerwünschte Folgen. Es ist eine Art „Waswennitis": Was ist, wenn ich nicht befördert werde? Was ist, wenn der Befund positiv ist? Was ist, wenn ich nie die Liebe meines Lebens finde? Wer in der „Was-wenn-Falle" sitzt, fragt nach etwas, das sich nicht zuverlässig beantworten lässt, denn niemand weiß, wie die Zukunft aussieht. Prognosen sind möglich, aber es gibt keine Garantie. Somit sind alle Menschen gleichermaßen zu einem Leben in Ungewissheit verdonnert – nur manche tun sich schwerer damit (Dugus & Robichaud 2007) und das macht sie anfällig für chronische Sorge.

2. *Unkontrollierbarkeit:* Ausufernde Sorge ist nicht zu bremsen, obwohl wenn man sich bewusst ist, dass man sich ganz unnötig aufregt. „Mach dir keine Sorgen!" sagen sich chronisch Besorgte oder hören es von anderen – und sorgen sich trotzdem. Auch Liam konnte nicht damit aufhören, obwohl er wusste, dass das sinnlos war und seine Leistung wahrscheinlich sogar schmälerte.

3. *Fixierung auf Bedrohungen:* Es besteht die Tendenz zu Pessimismus. Die Wahrnehmung ist auf Dinge programmiert, die bestätigen, wie gefährlich und ungerecht es im Leben zugeht. Sicherheit, Geborgenheit und gute Aussichten kommen in diesem Weltbild nicht vor und werden folglich auch nicht erkannt. So assoziierte Liam mit dem Medizinstudium nur Absagen und die mit dieser Niederlage einhergehende Scham.

4. *Wirkungslose Strategien:* Menschen, die in den Kreislauf der Sorge geraten sind, greifen standardmäßig zu Strategien, die nutzlos sind. Sie suchen nach Rückbestätigung und Bestärkung, vermeiden bestimmte Situationen, kritisieren und ermahnen sich selbst, was, wie Sie bereits wissen, bei RND nicht funktioniert (siehe Kapitel 2).

5. *Gutgläubigkeit:* Interessanterweise halten chronisch Besorgte ihre sorgenvolle Denkweise trotz ihrer negativen Folgen für hilfreich. Sie glauben, auf diese Weise 1. Probleme zu lösen, 2. motivierter zu sein, 3. die Auswirkungen negativer Erfahrungen zu mindern oder 4. Charakterstärke zu zeigen – und machen sich dann wahrscheinlich erst recht Sorgen (Wells 2009). Obwohl Liam „krank vor Sorge" ist, hält er das für eine hilfreiche Prüfungsvorbereitung.

6. *Fehlgeschlagene Problemlösung:* Chronisch Besorgte sind ziemlich versiert im Lösen von Problemen. Dabei machen sie allerdings einiges falsch: 1. Sie übertreiben die Größe der Gefahr; 2. Sie haben wenig Vertrauen in ihre Problemlösefähigkeit; 3. Sie haben eine pessimistische Erwartung in Bezug auf ihre Lösungen (Dugas & Robichaud 2007). Da sie für Entscheidungen mehr Gewissheit benötigen, schwanken sie zwischen verschiedenen Handlungsmöglichkeiten hin und her. Sie wägen Optionen ab, schmieden Pläne, disponieren wieder um, zaudern und können sich letztendlich doch auf keine Richtung festlegen.

Kommt Ihnen irgendetwas davon bekannt vor?

Wenden Sie Ihre neu gewonnenen Erkenntnisse über exzessive Befürchtungen nun auf sich selbst an. Ihre Antworten auf die Fragen werden Ihnen bei der Sorgenanalyse im nächsten Abschnitt helfen.

ÜBUNG: Selbstreflexion: Wie sehr und worüber sorgen Sie sich?

Erinnern Sie sich an das letzte Mal, als Sie sich große Sorgen gemacht haben und weswegen.

Worüber ich besorgt war:

____

____

____

____

Die folgenden Fragen beziehen sich auf die sechs Hauptbestandteile übermächtiger Sorge. Beantworten Sie sie, um zu sehen, welche davon auf Sie zutreffen.

1. Haben Sie über die ungewisse Zukunft nachgedacht, über die Möglichkeit, dass Ihnen etwas Schlimmes zustoßen wird? Welche „Was-wenn-Gedanken" sind Ihnen dabei durch den Kopf gegangen?

2. Kam Ihnen die Sorge unkontrollierbar vor? Haben Sie sich immer wieder gesagt: „Hör auf, dir Sorgen zu machen!"?

3. Haben die Welt und die Zukunft düster und gefährlich auf Sie gewirkt? Falls ja – wie hat das genau ausgesehen? Was war so schlimm?

4. Welche der ineffektiven Strategien aus Tabelle 2.1 und 2.2 haben Sie verwendet?

5. Glauben Sie, dass Ihre Besorgnis von Nutzen war? Falls ja, schreiben Sie auf, was daran positiv war.

6. Hat Ihre Sorge zu einer Entscheidung oder einem Handlungsplan geführt? Falls nicht – wozu hat sie dann geführt?

Treffen die Eigenschaften mehrheitlich auf Ihre Sorge zu? Falls ja, ist sie wahrscheinlich ausufernd oder übermächtig. Um diesem Trend gegenzusteuern, brauchen Sie effektivere Strategien. Dazu ein paar Übungen.

3.2 Sorge: Testen Sie sich

Ein besseres Verständnis Ihrer Sorge ist wichtig. Darüber hinaus sollten Sie aber auch herausfinden, ob es sich dabei um eine chronische Form von RND handelt. Beginnen wir mit der Frage, in welchen Bereichen Sie sich Sorgen machen.

ÜBUNG: Checkliste zu Sorgen in verschiedenen Lebensbereichen

Es folgt eine Liste mit sieben Lebensbereichen. Markieren Sie diejenigen, die Ihnen Sorgen bereiten und beschreiben Sie kurz, worüber genau. Lassen Sie sich von Ihren Erkenntnissen aus der Übung „Negative Erlebnisse und Gedanken“ (S. 18) inspirieren.

- Leistung, Bewertung oder Sicherheit in Beruf und (Aus-)Bildung. Worum ich mir Sorgen mache:

  ____

- Fehlende, mangelhafte oder instabile Beziehungen zu nahestehenden Menschen oder Familienangehörigen. Worum ich mir Sorgen mache:

  ____

- Ein zielloses Leben oder eine ungewisse Zukunft. Worum ich mir Sorgen mache:

  ____

- Finanzielles. Worum ich mir Sorgen mache:

  ____

- Die Gefährdung der eigenen Sicherheit oder die nahestehender Menschen. Worum ich mir Sorgen mache:

  ____

- Krankheiten oder gesundheitliche Probleme bei mir selbst oder mir nahestehenden Menschen. Worum ich mir Sorgen mache:

  ____

- Aktuelle Ereignisse, lokal und in aller Welt. Worum ich mir Sorgen mache:

  ____

- Kleinigkeiten (Termine, Reparaturen, Erledigungen usw.). Worum ich mir Sorgen mache:

  ____

Konzentrieren sich Ihre Sorgen auf ein oder zwei Lebensbereiche? Je mehr Sie ankreuzt haben, desto wahrscheinlicher ist es, dass Ihre Sorgen dazu beitragen, dass es Ihnen schlecht geht. Falls Sie keinen Bereich angekreuzt haben, spielt Sorge keine Rolle.

Die Checkliste zu den Sorgenbereichen zeigt, was Ihnen wichtig ist und liefert Hinweise dafür, ob Sie sich um ein bestimmtes Thema Sorgen machen oder allgemein in vielen Bereichen. Finden Sie im nächsten Schritt mehr darüber heraus.

ÜBUNG: Analysieren Sie Ihre Sorgenbereiche

Schauen Sie sich Ihre Ergebnisse der letzten beiden Übungen an, lesen Sie die folgenden sieben Aussagen und markieren Sie, ob sie auf Sie zutreffen oder nicht.

1. Ich machen mir in mehreren Lebensbereichen Sorgen.	Ja	Nein
2. Ich übertreibe meine Sorgen maßlos.	Ja	Nein
3. Manchmal sorge ich mich um Kleinigkeiten, an denen mir eigentlich gar nicht so viel gelegen ist.	Ja	Nein
4. Meine Sorge dient selten der Lösung von Problemen und ist in der jeweiligen Situation wenig hilfreich.	Ja	Nein
5. Oft drehen sich meine Sorgen um Probleme, die ich nicht verursacht habe und die ich allein nicht lösen kann.	Ja	Nein
6. Meine Sorge beginnt häufig bei einer Sache und springt dann wie bei einer Kettenreaktion auf andere Bereiche über.	Ja	Nein
7. Wenn ich über die verschiedenen Lebensbereiche nachdenke, merke ich, dass ich mich viel zu viel sorge.	Ja	Nein

Falls Ihre Ja-Stimmen überwiegen, ist Ihre Sorge exzessiv bzw. maladaptiv. Statt sich der Lösung von Problemen zu nähern, bleiben Sie in Ihrer Sorge stecken. Dies löst Angst aus und das Gefühl, den Widrigkeiten des Lebens hilflos ausgeliefert zu sein.

Glücklicherweise gibt es Strategien, mit denen Sie diese exzessive Sorge überwinden können. Zuvor müssen wir jedoch unterscheiden, ob Sie sich um reale Probleme sorgen oder um kaum wahrscheinliche, ja sogar hypothetische Katastrophen.

3.3 Die zwei Gesichter der Sorge

Meist sorgen wir uns um die Zukunft, um Dinge, die wir nicht vorhersehen können, die irgendwie neu für uns sind und mit denen wir ernste Folgen für uns und unseren Lieben assoziieren. Es gibt zwei Arten der Sorge. Die eine ist *realitätsnah* und betrifft Probleme oder Situationen im Hier und Jetzt, die Sie bis zu einem gewissen Grad beeinflussen und steuern können. Das Leben ist nicht immer ein Spaziergang und stellt uns vor sehr reale Probleme, Schwierigkeiten und Unwägbarkeiten. Bei Liam sind das: Prüfungsstress, dauernde Kopf- und Magenschmerzen sowie Schlafstörungen.

Die Sorge um reale Lebensprobleme ist also nicht immer maladaptiv, sondern führt manchmal durchaus zu Lösungsideen. Das RND chronisch Besorgter bringt dagegen nichts, sondern behindert sogar ihre Fähigkeit, Probleme zu lösen (Leahy 2005).

Die zweite Art der Sorge ist *realitätsfern* und betrifft sehr unwahrscheinliche, rein hypothetische Probleme. Diese eingebildete Sorge ist unproduktiv, weil es hier auch um übertriebene Bedrohungsszenarien geht, die sich jeder Kontrolle entziehen. Sie führt zu Spekulationen wie: „Was passiert, wenn ich krank werde?“ „Was ist, wenn ich nicht befördert werde?“ „Und wenn mein Sohn eine Anzeige bekommt wegen Trunkenheit am Steuer, was dann?“ Welche Strategien die Sorge am wirksamsten reduzieren, hängt davon ab, ob diese sich um akute und reale Probleme oder irreale, spekulative Möglichkeiten dreht. Mithilfe der nächsten Übung können Sie herausfinden, zu welchem Typ Sie gehören.

ÜBUNG: Sorgentypen – die Checkliste

Schauen Sie sich Ihre Sorgenbereich-Checkliste an und schreiben Sie Ihre drei häufigsten Sorgen in diese Leerzeilen:

1. ______________________________

2. ______________________________

3. ______________________________

In der Checkliste werden realitätsnahe realitätsfernen Sorgen gegenübergestellt (Leahy 2005). Kreuzen Sie diejenigen Beschreibungen an, die zu Ihren drei Sorgen passen.

Realitätsnahe Sorge	Realitätsferne Sorge
☐ Mich beschäftigt ein akutes und echtes Problem.	☐ Mich beschäftigt ein vages und unplausibles Zukunftsszenario.
☐ Ich habe einen gewissen Einfluss auf die Folgen.	☐ Ich habe wenig oder keinen Einfluss auf die Folgen.
☐ Ich kann mir mehrere, nicht nur negative Möglichkeiten vorstellen, auf die die Sache hinausläuft.	☐ In meiner Vorstellung läuft die Sache einzig auf eine Katastrophe hinaus, auch wenn das recht unwahrscheinlich ist.
☐ Ich kann Ungewissheit und Risiken bis zu einem bestimmten Grad akzeptieren (tolerieren).	☐ Ich brauche eine gewisse Kontrolle über das Problem und Gewissheit.
☐ Lösungen müssen nicht unbedingt perfekt sein.	☐ Lösungen müssen perfekt sein.
☐ Meine Sorge dreht sich hauptsächlich um die Lösung des eigentlichen Problems, nicht so sehr um Angst und Stress.	☐ Meine Sorge dreht sich hauptsächlich um die Minderung von Angst und Stress.
☐ Das Problem ist durch Entscheidungen und eine bestimmte Vorgehensweise bewältigbar.	☐ Ich male mir den schlimmsten Fall in allen Einzelheiten aus.
☐ Ich vertraue auf meine Fähigkeit, mit dem Besorgnis erregenden Problem fertigzuwerden.	☐ Ich fühle mich hilflos und dem Besorgnis erregenden Problem nicht gewachsen.

Haben Sie mehr Kreuze in der linken Spalte gemacht, sorgen Sie sich wahrscheinlich um aktuelle, tatsächlich existierende Schwierigkeiten und profitieren am meisten von Problemlösestrategien. Haben Sie jedoch mehr Kreuze in der rechten Spalte gemacht, sorgen Sie sich um spekulative, in der Ferne liegenden Dinge und profitieren von „entkatastrophisierenden“ Interventionen und Konfrontation.

3.4 Effektives Problemlösen

Reale Probleme sind also lösbar. Bei Liam sind das die wöchentlich anfallenden anspruchsvollen Tests und Hausaufgaben. Weil er seine Zulassung zum Medizinstudium durch schlechte Noten tatsächlich gefährden kann, macht er sich im Vorfeld Sorgen um die Prüfungsergebnisse, ob er genug gelernt hat und den Stoff beherrscht. Um seine Prüfungsangst zu drosseln, betrachtet er sie als ein zu lösendes Problem. Diese innere Umstellung von Sorge auf Handlungsplanung erfolgt in mehreren Schritten.

1. Schritt: Schätzen Sie das Ausmaß Ihrer Verantwortung und Kontrolle ein

Um ein Problem anzugehen, muss man zunächst wissen, inwieweit man die Situation beeinflussen kann und wo einem Grenzen gesetzt sind. *Verantwortung* bedeutet, wie viel Sie zu der Entstehung des Problems beigetragen und welche Rolle Sie dabei spielen, *Kontrolle,* wie sehr Sie die Weiterentwicklung beeinflussen können, um das gewünschte Ergebnis zu erzielen. Befinden sich beide im mittleren Bereich, ist die Problemlösemethode am geeignetsten.

Bei den meisten besorgniserregenden Problemen sind Verantwortung und Kontrolle nicht allumfassend, sondern beschränken sich auf bestimmte Aspekte. Deshalb ist Klarheit darüber, wo genau man steht, wichtig, bevor ein Plan in die Tat umgesetzt wird. Liam zum Beispiel weiß, er kann über seinen Lernprozess bestimmen, doch für die Benotung sind andere zuständig, d. h., seine Verantwortung und Kontrolle beschränken sich auf die Leistung, nicht auf deren Einschätzung. Die nächste Übung hilft Ihnen herauszufinden, wie viel Verantwortung und Kontrolle Sie bei dem realen Problem haben, das Ihnen Sorge bereitet.

ÜBUNG: Einschätzung der persönlichen Verantwortung und Kontrolle

Notieren Sie das reale Problem, das Ihnen Sorge bereitet:

____

____

____

____

Wodurch ist es entstanden, was erhält es aufrecht und wozu führt es? Nehmen Sie ein leeres Blatt Papier und schreiben Sie alles auf, was Ihnen dazu einfällt, inklusive das, was Sie selbst und andere Menschen diesbezüglich getan und entschieden haben sowie sämtliche äußeren Faktoren. Ordnen Sie dann die einzelnen Punkte den Kategorien in der Tabelle zu, je nachdem, ob sie sich innerhalb oder außerhalb Ihrer Verantwortung und Kontrolle befinden.

Aspekte des Problems eher innerhalb meiner Verantwortung und Kontrolle	Aspekte des Problems eher außerhalb meiner Verantwortung und Kontrolle
1.	1.
2.	2.
3.	3.
4.	4.

Wie viel Verantwortung und Kontrolle haben Sie also in Bezug auf das Problem, das Ihnen Sorge macht?

Schätzen Sie Ihre persönliche Verantwortung und Kontrolle in Prozent und markieren Sie den Wert auf dem Balken.

0 % Verantwortung & Kontrolle	50 % Verantwortung & Kontrolle	100 % Verantwortung & Kontrolle

Falls Sie bei über 50 Prozent liegen, machen Sie mit der Problemlösemethode weiter. Falls Ihr Wert darunter liegt, überspringen Sie den Rest und machen direkt mit den Strategien Entkatastrophisieren und Konfrontation weiter.

2. Schritt: Definieren Sie das Problem

Setzen Sie sich in Bezug auf Ihr Problem möglichst realistische Ziele. Unrealistische Erwartungen bringen meist nicht weiter. So ist Liams Annahme, seine gesundheitlichen Ängste und Sorgen müssten mit Verschwinden der Übelkeit und der Magenschmerzen aufhören, unrealistisch, weil letztere sich seiner Kontrolle entziehen. Er könnte das Problem umdefinieren und sich ein anderes Ziel setzen: „Ich lerne, mit der Übelkeit und den Magenschmerzen zu leben, damit sie meinen Tagesablauf so wenig wie möglich beeinträchtigen."

Werden auch Sie von unrealistischen Erwartungen am Lösen Ihres beunruhigenden Problems gehindert? Dann bauen Sie einen Zwischenschritt ein, um etwas zu erreichen, das Sie kontrollieren können und Sie einer Verbesserung Ihrer jetzigen Lage näher bringt. Hier einige Beispiele für Besorgnis erregende reale Probleme und wie man sie so umdefiniert, dass sie sich bearbeiten lassen.

1. Beispiel

Reales Problem: Ich habe gerade erfahren, dass ich ernsthaft chronisch krank bin und mache mir Sorgen, dass ich deswegen früher sterbe.

Umdefiniert zu: Ich informiere mich, wie ich meinen Lebensstil ändern kann und lerne mit dieser chronischen Krankheit zu leben.

2. Beispiel

Reales Problem: Ich hasse meine Arbeit und mache mir Sorgen, dass ich nie einen anderen Job finden werde, der mich zufriedener macht.

Umdefiniert zu: Ich überlege mir neue Strategien für die Jobsuche und verändere meinen schriftlichen, digitalen und persönlichen Auftritt.

3. Beispiel

Reales Problem: Ich bin misstrauisch und mache mir Sorgen, dass mein Partner eine Affäre hat und wir uns womöglich scheiden lassen.

Umdefiniert zu: Ich überlege, wie ich meinen Kommunikationsstil ändern kann, um effektiver mit Beziehungsproblemen umzugehen.

Es folgt ein Arbeitsblatt, das Ihnen beim Umdefinieren Ihres Problems hilft.

ÜBUNG: Das Problem umdefinieren

Beschreiben Sie Ihr reales Problem und Ihre allergrößte Befürchtung, worauf es hinauslaufen könnte.

Mein reales Problem und meine damit zusammenhängende größte Sorge:

____

____

____

Formulieren Sie das Problem nun so um, dass Sie etwas beschließen oder tun können, das sich im Bereich Ihrer Möglichkeiten befindet und Ihre Situation potenziell verbessert. Stellen Sie sich dazu folgende Fragen.

- Mit welchen positiven Schritten könnte ich das Problem anders angehen?
- Was kann ich jetzt tun, das mir bei dem Problem weiterhilft?
- Wie kann ich das Problem außerdem noch bewältigen?
- Was kann ich beeinflussen und was nur hinnehmen?
- Welche Ziele oder Erwartungen hinsichtlich des Problems sind realistischer?
- Was kostet es mich, das Problem unter dem Aspekt der aktuellen Machbarkeit zu betrachten, und welche Vorteile habe ich davon?

Mein umdefiniertes reales Problem:

____

____

____

____

____

Liams umdefiniertes reales Problem:

Ich kann die Übelkeit und die Magenschmerzen nicht wegzaubern, aber ich kann auf gesunde Ernährung und genug Bewegung achten. Wenn die Symptome trotzdem auftreten, kann ich die Schmerzen mit Medikamenten stillen oder sie mithilfe von Bewältigungsstrategien aushalten. Egal, was mein Magen auch treibt – ich lerne weiter, gehe zum Unterricht und bleibe im Kontakt mit anderen Leuten. Mir ist klar, dass das eine verbreitete Stressreaktion ist, die einfach kommt und geht. Ich male nicht gleich den Teufel an die Wand, sondern bewahre ruhig Blut und einen kühlen Kopf.

Konnten Sie das Problem und Ihre Sorge aus einer anderen Perspektive betrachten, sodass sie jetzt realistischer und machbarer wirken? Falls Ihnen die Übung schwergefallen ist, lassen Sie sich von einer engen Freundin, einem Familienangehörigen oder einer Therapeutin helfen. Sie werden Schwierigkeiten mit dem Problemlöse-Ansatz haben, wenn Sie etwas anstreben, das sich Ihrem Einfluss entzieht.

3. Schritt: Werden Sie aktiv

Als Nächstes setzen Sie den im vorigen Schritt entwickelten Handlungsplan in die Tat um. Schreiben Sie am besten auf, wie Sie genau vorgehen wollen und legen Sie fest, wo, wann und wie Sie jeden einzelnen Schritt ausführen. Im folgenden Arbeitsblatt können Sie alles notieren, was Sie getan haben.

ÜBUNG: Handlungsprotokoll

Listen Sie Schritt für Schritt auf, wie Sie den Handlungsplan, der auf Ihrem umdefinierten realistischen Problem basiert, in die Tat umsetzen wollen. Falls Sie mehr Platz dafür benötigen, verwenden Sie ein zusätzliches Blatt Papier.

1. Schritt	2. Schritt
3. Schritt	4. Schritt
5. Schritt	6. Schritt
7. Schritt	8. Schritt
9. Schritt	10. Schritt

Listen Sie nun alle Maßnahmen auf, die Sie tagtäglich zur Verwirklichung Ihres Plans ergriffen haben.

Datum	Ergriffene Maßnahme laut Plan	Wie ist es gegangen? Hatte ich Erfolg oder nicht?

Liams Ziel lautet nun, seiner Übelkeit und seinen Magenschmerzen mit mehr Akzeptanz zu begegnen. Um es zu erreichen, legt er folgende Teilziele fest:

1. Ich erkundige mich, welche Lebensmittel mein Magen-Darm-System reizen und streiche sie aus meiner Ernährung.
2. Ich strukturiere meinen Tagesablauf und sorge für eine ausgewogenere Lebensweise.
3. Ich achte darauf, dass ich aus Prüfungsangst nicht zu viel lerne.
4. Ich gönne mir jeden Tag Erholung und Freude.
5. Ich halte mich auch bei Magenbeschwerden an meinen geregelten Tagesablauf.
6. Bei Schmerzen nutze ich einfache Strategien zur Bewältigung und Wahrnehmungsänderung.
7. Ich korrigiere meine übertrieben negativen Gedanken über die Übelkeit und die Magenscherzen.

4. Schritt: Bewerten Sie Ihren Erfolg

Schauen Sie sich noch einmal Ihr Handlungsprotokoll an. Konnten Sie den Plan wirksam umsetzen? Um Ihren Erfolg einschätzen zu können – und das ist wichtig –, brauchen Sie bestimmte Kriterien. Stellen Sie sich folgende Fragen:

- Habe ich alle Schritte meines Handlungsplans ausgeführt?
- Welche Schritte sind mir eher schwergefallen?
- Habe ich mir die nötige Zeit genommen, meinen Plan umzusetzen oder habe ich etwas vor mir hergeschoben?
- Sollte ich bei einigen Schritten etwas ändern, damit sie besser funktionieren?

Liam informiert sich über stressbedingte Magenschmerzen und Übelkeit. Er führt ein Ernährungstagebuch und findet heraus, welche Nahrungsmittel seinem Magen besonders zusetzen. Außerdem stellt er zusammen mit ein paar Freunden einen regelmäßigen Fitnessplan auf. Er geht wieder mehr auf Leute zu, was ihm hilft, es mit seinem Lernpensum nicht zu übertreiben. Jeden Tag notiert er, wie stark seine Magenbeschwerden sind und wie er damit zurechtkommt. Die damit verbundenen negativen Gedanken zu ändern, fällt ihm jedoch weiterhin schwer. Deshalb beschließt er, einen kognitiven Verhaltenstherapeuten aufzusuchen.

Vielleicht geht es Ihnen wie Liam und auch Sie sollten Ihren Plan anpassen. Sie werden merken: Reale Sorgen lassen sich am besten durch Problemlösestrategien eindämmen.

3.5 Sorgen entkatastrophisieren

Letztendlich sind Sorgen nichts anderes als repetitive Gedanken über das schlimmstmögliche Szenario. Die vorgestellte Katastrophe kann unmittelbar bevorstehen oder weit entfernt in der Zukunft liegen: „Sollte ich jetzt schon sterben?“ „Was ist, wenn mir das Geld ausgeht und ich völlig mittellos dastehe?“ „Und wenn das Leben keinen Sinn hat? Wenn ich in die Hölle komme?“ Das soll nicht heißen, dass diese „eingebildeten“ Sorgen unwichtig oder komplett an den Haaren herbeigezogen sind. Im schlimmsten Fall könnte das Befürchtete sogar eintreten, doch meist können wir dann eh nichts tun. Selbst die Dinge, die wir tatsächlich tun können – gesund leben, für die Rente sparen und Beziehungen pflegen – können uns nicht sicher davor bewahren, schwer zu erkranken, Pleite zu gehen oder zu sterben. Aus diesem Grund sollte man eingebildete Sorgen eher nicht wie echte Probleme lösen wollen, sondern entkatastrophisieren. Dafür gib es eine Strategie, die aus vier Phasen besteht.

Phase 1. Die Katastrophe benennen

Zunächst müssen Sie wissen, welches Ihr schlimmstmögliches Szenario ist, die Katastrophe, um die sich Ihre Sorge dreht. Liam malt sich seine folgendermaßen aus: Stress und Sorgen verschlechtern seine Noten derart, dass er nicht zum Studium zugelassen wird. Nicht Medizin zu studieren ist die Enttäuschung schlechthin. Er wird sich zeitlebens minderwertig fühlen und depressiv werden. Sein zweites Schreckensszenario: vor lauter Ehrgeiz zu vereinsamen, von seinen Eltern abhängig zu sein und weder Freunde noch Liebesbeziehungen zu haben.

Schauen Sie sich noch einmal die Sorgen aus Ihrer Sorgenbereich-Checkliste (Seite 43) an und wählen Sie eine aus, die Sie besonders häufig quält und die mit einer entfernten Möglichkeit zu tun hat, die Ihnen dräut. Beschreiben Sie sie hier.

Meine Sorgenfantasie:

___

___

___

___

___

Liams Sorgenfantasie:

Ich bin fünfunddreißig, friste ein armseliges, einsames Dasein ohne Sinn und Bedeutung und bin an meinen schlecht bezahlten Brotjob gefesselt. Ich habe versagt, mein Leben verschwendet und schäme mich deswegen. Und das alles, weil ich nie darüber hinweggekommen bin, dass ich es nicht bis zum Medizinstudium geschafft habe.

Worauf könnte es bei Ihnen im schlimmsten Fall hinauslaufen? Wovor ist Ihnen am meisten bange? Um die Angst zu verstehen, um die sich Ihre Sorge im Kern dreht, brauchen Sie eine detaillierte Beschreibung der Katastrophe, die sich in Ihrer Vorstellung abspielt. Die nächste Übung wird Ihnen dabei helfen.

ÜBUNG: Die Geschichte meiner Katastrophe

Beschreiben Sie, wie es wäre, wenn die befürchtete Katastrophe wirklich eintreten würde. Versuchen Sie, die Ursachen der Katastrophe darzulegen und welche Folgen sie für Sie, Ihre Familie und alle anderen Menschen in Ihrem Umfeld hätte. Folgende Fragen sollen Ihnen dabei helfen:

- Wie ist es zu der Katastrophe gekommen? Wer war verantwortlich dafür?
- Welche negativen Folgen hat sie für Ihre Stimmung, Ihr Verhalten, Ihre sozialen Beziehungen, Ihre körperliche Gesundheit? Welche Folgen hat sie für Ihre Angehörigen?
- Wie groß ist die Wahrscheinlichkeit, dass die Katastrophe eintritt? Glauben Sie, dass Sie sie irgendwie verkraften könnten?
- Meinen Sie, dass Sie irgendeinen Einfluss auf die Katastrophe haben? Auf welche Weise könnten Sie versuchen, Sie zu bewältigen?
- Wie drastisch würde sich Ihr Leben zum Schlechten verändern, wenn die Katastrophe einträte? Wäre es ruiniert?

Meine Katastrophengeschichte:

____

____

____

____

____

____

Schreiben Sie in die Leerzeilen und bei Bedarf auf einem separaten Blatt Papier weiter. Falls Ihnen das Erzählen schwerfällt oder Zweifel an Ihrem Katastrophendenken aufkommen, bitten Sie jemanden um Hilfe, der oder die um Ihre Sorgen weiß, zum Beispiel Ihre Partnerin, Ihre Mutter, einen guten Freund oder eine Therapeutin. Von der genauen Beschreibung Ihrer allergrößten Sorge hängt die Wirksamkeit des Entkatastrophisierens ab.

Phase 2: Die Katastrophe bewerten

Das Quälende an der Sorgenmühle ist ja das Katastrophendenken. Es übertreibt die Realität und gaukelt Ihnen vor, dass Sie am Ende völlig überfordert sind. Laut Forschungsergebnissen fallen 85 Prozent der Sorgen nicht so schlimm aus, wie sie in Gedanken erscheinen, und wenn etwas Negatives eintritt, kommen die meisten Menschen (79 %) besser damit zurecht als sie erwartet haben (Borkovec, Hazlett-Stevens & Diaz 1999). Nehmen Sie Ihr Katastrophendenken also unter die Lupe, testen Sie es und finden Sie ein ausgewogeneres, realistischeres mögliches Endszenario als die fantasierte Katastrophe. Eine wirksame Korrektur nicht hilfreicher Denkformen wie das Katastrophendenken ermöglichst eine therapeutische Strategie namens „kognitives Umstrukturieren“ (Beck & Emery 1985).

Die kognitive Umstrukturierung der Katastrophensorge besteht aus vier Teilen: (1) Sammeln von Beweisen, die für und gegen das Eintreten der Katastrophe sprechen; (2) Einschätzen der eigenen Bewältigungsfähigkeit; (3) Benennen von Denkfehlern; (4) Austesten der Katastrophenvorhersage in Echtzeit als Verhaltensexperiment. In Tabelle 3.1 sehen Sie die am meisten verbreiteten kognitiven Irrtümer im Zusammenhang mit Sorge.

Nehmen wir als Beispiel für eine kognitive Umstrukturierung Liams befürchtete Katastrophe, es nicht zum Medizinstudium zu schaffen und sein Leben als bedauernswerter armer Versager zu fristen. Zuerst macht er sich die hohe Quote der nicht zum Studium Zugelassenen bewusst und dann recherchiert er, wie andere mit der Ablehnung umgehen: Muss der geplatzte Traum vom Medizinstudium notwendigerweise in die Katastrophe führen und zu einem Leben in Not und Elend verdammen? Wodurch ist das bewiesen? Gibt es auch Gegenbeweise? Kennt Liam etwa Verwandte oder Bekannte, die ihr Leben trotz einer ähnlichen beruflichen Enttäuschung sinnvoll finden und ganz zufrieden sind? Und was spricht dafür, dass Liam besser als erwartet mit der Enttäuschung zurechtkommt? Welche anderen großen Lebensziele könnte er außerdem noch anstreben? Könnte er, auch ohne Arzt zu werden, ein guter Vater sein, viele Freunde haben, gesund bleiben, einigermaßen verdienen, auf Reisen gehen und sich sozial engagieren? Bei der Analyse seines Katastrophendenkens fallen ihm mehrere Irrtümer auf: Er zieht voreilige Schlüsse, betätigt sich als Wahrsager und sieht nur alles oder nichts. Das könnte ihm eine andere Perspektive eröffnen: „Ein erfülltes Leben ist weitaus mehr als der Arztberuf. Ich stelle den Blick auf meine Zukunft auf Weitwinkel und fasse alle Lebensaspekte ins Auge, die glücklich und zufrieden machen. Nicht zum Medizinstudium zugelassen zu werden, ist zwar eine heftige Enttäuschung, über die ich jedoch hinwegkommen kann."

Mithilfe des nächsten Arbeitsblatts können Sie Ihre eigene Katastrophenerzählung kognitiv umstrukturieren.

Irrtum, Verzerrung	Beschreibung	Beispiel
Die Bedrohung überschätzen	Sie steigern sich in die Erwartung hinein, dass ein sehr unwahrscheinlicher schlimmster Fall eintreten wird.	Sie haben einen Sohn im Teenageralter. Ist er zur verabredeten Zeit nicht zu Hause, denken Sie gleich an einen Autounfall.
Voreilige Schlüsse ziehen	Sie glauben, dass etwas nicht in Ordnung ist und gehen, ohne weiter darüber nachzudenken, gleich vom Schlimmsten aus.	Sie werden in die Personalabteilung gerufen und folgern daraus, dass Sie Ärger bekommen.
Subjektiv urteilen	Sie halten Ihre Angst für ein Anzeichen dafür, dass der schlimmste Fall mit hoher Wahrscheinlichkeit eintreten wird.	Weil Sie Angst vorm Fliegen haben, nehmen Sie an, dass Fliegen gefährlich sein muss.
Wahrsagen	Sie treffen negative Vorhersagen, als könnten Sie in die Zukunft schauen.	Besorgt denken Sie an Ihre bevorstehende Präsentation und sehen sich scheitern.
Alles oder Nichts	„Gefährlich" und „sicher" sind für Sie absolute Begriffe. Es gibt keine Abstufungen, nur ganz oder gar nicht.	Gelegentliche Spannungen in der Ehe empfinden Sie als Gefahr. Eine Beziehung ist für Sie nur dann intakt, wenn man sich immer gut verträgt.
Persönlich nehmen	Passiert etwas Negatives, übernehmen Sie zu viel Verantwortung oder geben sich allein die Schuld.	Sie haben ein schwieriges Kind und halten sich aber selbst für eine „schlechte" Mutter / einen „schlechten" Vater.

Tabelle 3.1: Verbreitete Denkfehler im Zusammenhang mit Sorge

ÜBUNG: Kognitives Umstrukturieren

Lesen Sie Ihre Katastrophenerzählung noch einmal durch und schreiben Sie stichpunktartig alle Gründe (Beweise) auf, die den Schlimmstfall wahrscheinlicher machen, und dann alles, was dafür spricht, dass er viel unwahrscheinlicher ist als Sie denken. Wiederholen Sie die Übung in Bezug auf die Gründe / Beweise, die für bzw. gegen Ihre Fähigkeit sprechen, den Schlimmstfall, wenn er denn eingetreten ist, zu bewältigen. Sie können sich auf alle Informationen stützen und sowohl Ihre eigenen Erfahrungen als auch die von anderen einbeziehen.

Beweise für und gegen das wahrscheinliche Eintreten der Katastrophe	Beweise für und gegen meine persönliche Fähigkeit, die Katastrophe zu bewältigen
Dafür:	Dafür:
Dagegen:	Dagegen:

Führen Sie die offenbar gewordenen Irrtümer Ihres Katastrophendenkens auf (siehe Tabelle 3.1):

____

____

Was könnten Sie tun, um Ihre Bewältigungsfähigkeit auf die Probe zu stellen?

____

____

Waren Sie nach der Übung überrascht, wie dünn die Beweislage für Ihr Katastrophenszenario ist? Haben Sie seine Wahrscheinlichkeit übertrieben? Hat doch Einiges dafür gesprochen, dass Sie mit dem Schlimmstfall (der Katastrophe) besser als erwartet fertig werden? Beschäftigen Sie sich ruhig noch ein wenig länger mit dem kognitiven Umstrukturieren – es ist der wichtigste Teil des Entkatastrophisierens.

Wenn Ihnen aufgefallen ist, dass, wenn Sie sich Sorgen machen, Ihnen viele Fehlannahmen und Irrtümer unterlaufen, dann war das kognitive Umstrukturieren erfolgreich. Gehen Sie noch einmal zurück zu den Eigenschaften des RND im ersten Kapitel. Verstehen Sie nun, wie Katastrophendenken RND verursacht und dadurch Ihre Sorge intensiviert, chronifiziert und so eskaliert, dass sie sich jeder Kontrolle entzieht? Ausufernde Sorge nährt sich vom Katastrophendenken. Es braucht also eine realistischere, ausbalancierte Alternative zum Katastrophendenken, und die wird in der letzten Phase des Entkatastrophisierens entwickelt.

Phase 3: Ein anderes Endszenario entwickeln

Beim Katastrophendenken treffen Sie eine Vorhersage: „Am besten bereite ich mich schon mal auf eine Katastrophe vor, denn bei meinem Pech wird sie sicher eintreten." Doch wiederholtes Sich-Sorgen ist keine effektive Vorbereitung auf die Katastrophe. Was für eine Zeit- und Energieverschwendung, wenn sie nie oder eventuell erst in ferner Zukunft eintritt und Sie sich besser um die Probleme der Gegenwart gekümmert hätten! Setzen Sie der Katastrophenprognose ein wahrscheinlicheres, realistischeres Endszenario entgegen, das zwar immer noch negativ ist, aber trotzdem eine Alternative darstellt. Denken Sie sich im Zusammenhang mit Ihrem Sorgenthema mehrere potenzielle, nicht ausschließlich positive Endszenarien aus und wählen Sie dasjenige, das Ihnen am wahrscheinlichsten scheint. Es sollte nicht Ihrem Herzenswunsch entsprechen – das wäre kontraproduktiv –, sondern irgendwo in der Mitte liegen zwischen dem, was Sie sich am meisten erhoffen und dem, was Sie am meisten befürchten (der Katastrophe). Wie Sie sich eine ausgewogenere Vorstellung von der Zukunft Ihres Sorgenthemas machen, zeigt Ihnen die nächste Übung.

ÜBUNG: Eine realistischere Prognose

Entwerfen Sie ein wahrscheinlicheres, realistischeres Bild von der erwarteten Situation in Bezug auf Ihr Sorgenthema. Halten Sie es entweder handschriftlich auf den Leerzeilen fest oder tippen Sie es in Ihr Handy, wenn Sie das praktischer finden. Diese Alternativprognose sollte folgende Elemente beinhalten:

- Wie ist das erwartete Endszenario zustande gekommen? Was ist chronologisch passiert?
- Welche unmittelbaren und langfristigen Folgen hat das Endszenario für Sie und Ihnen nahestehende Menschen?
- Wie haben Sie das Endszenario bewältigt? Was haben Sie getan, um mit der realistischeren, wenn auch unerwünschten Wendung der Geschehnisse fertigzuwerden?
- Wie weit konnten Sie die Ungewissheit akzeptieren, sodass Sie das plötzliche und unerwartete Eintreten der negativen Situation nicht überrumpelt?

Mein alternatives Endszenario:

____

____

____

____

____

____

Ist es Ihnen schwergefallen, sich ein anderes, realistischeres Szenario auszudenken, das weniger katastrophal als ursprünglich befürchtet ausfällt? Falls ja – orientieren Sie sich an Liam und schauen Sie, welche Alternative er zu dem sinnlosen, vertanen und ruinierten Leben entwickelt hat, das er sich ausmalte, wenn er sich darum sorgte, dass seine nachlassende akademische Leistung ihm den Wunschtraum vom Arztberuf vereiteln würde.

Liams Alternativszenario:

*Alle Studierenden sehen einer ungewissen Zukunft entgegen. Wie sollte es auch anders sein: Niemand kennt die Zukunft. Ich lerne so gut wie ich eben kann, aber möglicherweise reicht das nicht. Sollte die Tür zum Medizinstudium verschlossen sein, werde ich wie Millionen andere eine Riesenenttäuschung zu verdauen haben. Ich brauche andere Optionen, die mein Leben erfüllen und ihm ein Ziel und einen Sinn verleihen. Das könnten die Beziehungen zu Menschen sein, die mir nahe stehen und mir am wichtigsten sind. Es könnte auch ein anderer, genauso anspruchsvoller Beruf sein, der mit Wissenschaft oder Wirtschaft zu tun hat. Denn auch als Nicht-Mediziner kann man durchaus ein „gelungenes Leben" führen. Umgekehrt sind viele Mediziner*innen frustriert und depressiv. Das Fach allein macht ja nicht unbedingt glücklich. Im Moment kann ich wirklich nur mein Bestes geben – mehr ist nicht drin. Ich weiß nicht, was die Zukunft bringt. Sie ist völlig ungewiss. Ich habe keine andere Wahl, als die Ungewissheit zu akzeptieren, die Enttäuschung zu verdauen und meinen Horizont, was Glück für mich bedeutet, zu erweitern.*

3.6 Effektives Entkatastrophisieren

Entkatastrophisieren wirkt am besten, wenn es regelmäßig praktiziert wird. Einmal reicht nicht! Tun Sie es jedes Mal, wenn Sie sich Sorgen machen; und wenn sich dabei etwas verändert oder Sie neue Informationen hinzugewinnen, überarbeiten und ergänzen Sie Ihre Antworten. Katastrophendenken lässt sich nicht abändern, indem man die alternative Erzählung einfach nur herunterbetet. Stattdessen müssen Sie zum Kern des Problems vordringen und sich mit der Frage auseinandersetzen, warum Katastrophendenken unrealistisch und die Alternative wahrscheinlicher ist. Denken Sie daran: An die Wand gemalte Teufel nehmen selten Fleisch und Blut an.

Doch vielleicht kommen Sie aus dem Katstrophendenken nicht heraus. Obwohl Sie wissen, dass die Alternative wahrscheinlicher ist, trauen Sie sich nicht, Ihre Vorstellung vom Schlimmstfall loszulassen. Halten Sie die Sorge noch immer für die beste Art der Vorsorge? Dann schreiben Sie auf, wie Sie mit der Katastrophe fertigwerden würden. Die meisten Menschen kommen mit negativen, belastenden Erfahrungen besser zurecht, als sie denken. Wie Sie in Kapitel 2 bereits erfahren haben, geht es bei RND – von dem die Sorge ja eine Variante ist – zu zuallererst darum, nicht zu kontrollieren – um die Gedanken besser unter Kontrolle zu bringen. Und genau das können Sie mithilfe der dreiphasigen Entkatastrophisierung tun.

Setzen Sie sich der Sorge aus

Sich Sorgen zu machen, ist eine Vermeidungsstrategie gegen starke Ängste, die jedoch nichts taugt, weil Sie, wie Sie aus eigener Erfahrung wissen, letzten Endes noch immer Angst haben. Genau wegen dieser Vermeidungsfunktion reduziert die systematische und kontrollierte Konfrontation mit der Sorge so effektiv deren Häufigkeit und Intensität. Wie das geht, erfahren Sie in der nächsten Übung.

ÜBUNG: Systematische Konfrontation mit der Sorge

Planen Sie für mindestens zwei Wochen einmal täglich eine halbe Stunde Konfrontation, wenn möglich immer zur selben Zeit, sowie etwas, das Sie im Anschluss erledigen oder unternehmen. Für die Sitzung brauchen Sie einen ruhigen, angenehmen Ort, an dem sie nicht gestört werden. Halten Sie Ihre Katastrophengeschichte jederzeit griffbereit, als Erinnerung, dass Ihre Sorge hausgemacht ist. Konzentrieren Sie sich mithilfe der folgenden Anweisungen ganz genau auf die befürchtete Katastrophe.

- Beginnen Sie die Sitzung damit, fünf Minuten lang tief, regelmäßig, langsam und auf sich selbst konzentriert zu atmen, um Ihren Kopf von all dem zu befreien, mit dem Sie sich an diesem Tag beschäftigen.
- Führen Sie sich mithilfe Ihrer Katastrophengeschichte Ihr Sorgenthema vor Augen. Tauchen Sie tief hinein in Ihre Sorge und den Schlimmstfall.
- Konzentrieren Sie sich dabei auf alle Einzelheiten: Was ist die Ursache Ihrer Fantasiekatastrophe? Welche Schuld haben Sie daran? Welche unmittelbaren und langfristigen Folgen hat sie für Sie und Ihre Lieben?
- Achten Sie auf Ihre Gefühle, die Unruhe und das Unwohlsein und machen Sie sich bewusst, wie Sie Ihre Ängste noch verschlimmern, je stärker Sie sich Sorgen machen.
- Falls Ihr Geist abschweift, kehren Sie mit Ihrer Aufmerksamkeit einfach wieder zum Thema zurück.
- Beenden Sie die Sitzung, indem Sie fünf Minuten lang noch einmal entspannt atmen. Falls Sie sich gern noch ein wenig weitersorgen möchten, heben Sie sich das für einen anderen Tag auf.
- Unternehmen oder erledigen Sie anschließend das, was Sie vorher geplant haben.

Wie war die Konfrontationssitzung für Sie? Beschreiben Sie Ihre Eindrücke auf dem Arbeitsblatt. Notieren Sie Datum, Uhrzeit und Inhalt der Sitzung. Schätzen Sie ein, wie präsent Ihre Sorge und wie unwohl Ihnen dabei war, beides auf einer Skala von 0 bis 10, wobei 0 bedeutet, dass Sie gar nicht in der Lage waren, sich absichtlich Sorgen zu machen und Ihnen gar nicht unwohl dabei war, und 10, dass Ihnen, genau wie bei der spontanen Sorge, sehr unwohl zumute war.

Datum	Uhrzeit (von … bis …)	Sorgenthema	Präsenz der Sorge (0 bis 10)	Durchschnittliche Belastung (0 bis 10)

Schauen Sie sich Ihre Einträge zwei Wochen später an. Waren Sie zum Kastastrophendenken fähig? Konnten Sie sich lebhaft in Ihre Sorge hineinversetzen? Hat die Belastung abgenommen, je öfter Sie sich absichtlich Sorgen gemacht haben? Die meisten Menschen stellen fest, dass ihnen die Sorge mit der Zeit langweilig wird. Wenn man sich wiederholt dazu zwingt und die Kontrolle darüber hat, wirkt die befürchtete Situation schon weitaus ungefährlicher.

Die systematische Konfrontation ist eine weitere effektive Abgewöhnungsstrategie bei wiederkehrenden Sorgen. Wenn Sie sie täglich anwenden, werden Sie wahrscheinlich schon nach ein paar Tagen eine Besserung feststellen. Sollten Ihnen außerhalb Ihrer Sitzungen neue Sorgen einfallen, dürfen Sie ihnen auf keinen Fall nachgeben. Notieren Sie sie und verschieben Sie sie auf Ihren nächsten Konfrontationstermin. Hat die ängstliche Unruhe nach zwei Wochen täglichen Übens noch zugenommen, hören Sie damit auf. Besprechen Sie das mit Ihrem Therapeuten oder gehen Sie zu einer psychologischen Beratung.

Zusammenfassung

Was Sie in diesem Kapitel erfahren haben:

- Sich Sorgen zu machen, ist die übertriebene Beschäftigung mit der Möglichkeit, dass negative Ereignisse, die mit persönlich sehr wichtigen Zielen oder Lebensbereichen zu tun haben, eintreten könnten.
- Sorge ist kritisch, wenn man sehr schlecht mit Ungewissheit und Unkontrollierbarkeit umgehen kann, wenn man Gefahren selektiv wahrnimmt, sich auf ineffektive Kontrollreaktionen verlässt, positive oder negative Sorgen-Überzeugungen akzeptiert sowie erfolglose Problemlösestrategien nutzt.
- Es gibt zwei Arten von Sorgen: realistische, aktuelle versus hypothetische, in weiter Ferne liegende Probleme.
- Bei realistischen, aktuellen Sorgen ist die fünfstufige Problemlösestrategie optimal.
- Bei repetitiven, imaginären Sorgen, die sich wesentlich durch Katastrophendenken charakterisieren, hilft am besten das Entkatastrophisieren. Die prognostizierte Katastrophe wird beschrieben, begutachtet, korrigiert und schließlich durch eine realistischere, wahrscheinlichere Erwartung ersetzt.
- Eine weitere Strategie gegen repetitive Sorgen ist die systematische und selbstbestimmte Konfrontation mit der Angst vor der vorgestellten Katastrophe und ihrer Vermeidung.

Ausblick

Problemlösen, Entkatastrophisieren und Sorgenkonfrontation sind Strategien zur Sorgen-Reduktion, wobei Sorge eine Form von RND ist, das sich auf die Zukunft richtet. Doch nicht nur diese Zeitdimension kann negativ befrachtet sein. Auch die Vergangenheit rückt leicht in den Fokus negativer Wahrnehmung. Dann fragen wir uns nicht ständig: „Was ist, wenn …?“, sondern „Warum ist mir das passiert?“ und grübeln exzessiv darüber nach.

4. Grübeln – und wie man aus dem Karussell aussteigt

Repetitive negative Gedanken können sich nicht nur um die Zukunft, sondern auch um die Vergangenheit drehen und diese unerbittlich infrage stellen: „Warum ist mir das passiert?“ „Warum ist mein Leben so und nicht anders verlaufen?“ Beide Formen sind verbreitet und beide spielen bei psychischen Problemen eine Rolle, chronische Sorge bei Angststörungen, Grübeln (Rumination: Wiederkäuen) bei Depressionen. Über Enttäuschungen nachzugrübeln, macht traurig, vor allem aber, wenn es wichtige Lebensziele und Herzenswünsche betrifft (Watkins 2016).

Sind Sie gerade niedergeschlagen, mutlos oder verzweifelt? Haben Sie etwas Negatives erlebt, über das Sie immer wieder nachdenken müssen? Eine Riesenenttäuschung, einen schmerzlichen Verlust, einen herben Rückschlag oder ein anderes gravierendes Problem? Und nun können Sie nicht aufhören, sich zu fragen, warum das passiert ist, müssen ständig darüber nachsinnen, wie sehr es Ihr Leben beeinträchtigt hat? Welche negative Erfahrung quält Sie? Das könnte beinahe jede sein. Ein paar Beispiele:

- Ihr Chef hat Ihre Arbeit bemängelt.
- Eine wichtige Beziehung ist in die Brüche gegangen.
- Bei Ihnen wurde eine ernsthafte Krankheit diagnostiziert.
- Eine schwere Enttäuschung oder Niederlage hat Ihren Werdegang durchkreuzt.
- Sie sind seit Langem depressiv.

Grübeln ist nicht gleich Grübeln, es kann unterschiedlich lang und stark ausfallen. Aber in jedem Fall schadet es der psychischen Gesundheit, wenn man der Vergangenheit nachhängt, weil die Beschäftigung mit ihr von dem ablenkt, was jetzt wichtig ist und immer tiefer in die Mutlosigkeit und die Verzweiflung hineinführt. Sie wissen das und kommen dennoch nicht davon los. Es gibt aber Strategien, die Ihre Niederlage in einen Sieg über repetitives Grübeln verwandeln.

Sicher weiß Ihr gesunder Menschenverstand, was Grübeln ist. Die Übungen und Arbeitsblätter in diesem Kapitel erfordern jedoch ein Verständnis, das über das normale Niveau hinausgeht, und deshalb soll Marias Geschichte spezifischere wissenschaftliche Informationen über die Verbindung zwischen Grübeln und Depression veranschaulichen. Sie erfahren etwas über die zwei unterschiedlichen Arten des Grübelns und finden heraus, ob Ihre hartnäckigen Gedanken über die Vergangenheit exzessives Grübeln sein könnten. Anschließend lernen Sie mithilfe von drei Anti-Grübel-Strategien, die Aufmerksamkeit von der Vergangenheit auf die Gegenwart zu lenken.

Marias Geschichte: Im Grübelkabinett

Maria leidet schon seit Jahren unter depressiven Phasen, die manchmal bis zu mehreren Monaten andauern und immer häufiger auftreten. Die verschiedenen Antidepressiva, die ihr verschrieben wurden, schlagen zwar an, die Symptome beseitigen sie jedoch nie völlig. Mehrfach wurde sie bereits als arbeitsunfähig eingestuft.

Trotz ihres beruflichen Erfolgs ist Marias Leben nicht wie erhofft verlaufen. Zwei Langzeitbeziehungen endeten schmerzlich, was ihr das Herz brach. Nach einigen schlechten Erfahrungen mit Internet-Dating schreckt sie immer mehr vor emotionaler Nähe zurück. Da es ihr schwerfällt, Freundschaften zu schließen, herrscht totale Flaute in ihrem Sozialleben. Sie arbeitet nur noch und verbringt die meisten Abende und Wochenenden allein zu Hause. Infolge eines ungesunden Ernährungsstils, gekoppelt mit Bewegungsmangel, hat sie zugenommen. Alles in allem hasst Maria ihr Leben und sie ärgert sich über sich selbst, weil sie sich nicht zusammenreißen kann.

In ihren depressiven Phasen prasselt eine Flut unerbittlicher „Warum"-Fragen auf Maria ein. „Warum werde ich immer wieder depressiv? Warum kann ich das nicht einfach abschalten? Warum bin ich so träge und kann mich nicht aufraffen, am Wochenende etwas zu unternehmen? Warum verliebe ich mich nicht? War das ein Fehler, dass ich die letzte Beziehung beendet habe? Warum finden Männer mich nicht attraktiv? Warum habe ich keine Freund*innen?" In diesem „Warum-Karussel" drehen sich Marias Gedanken stundenlang im Kreis herum, wodurch sie noch depressiver, unruhiger und pessimistischer wird. Sie kann die vielen Fragen nach dem Warum ja nie beantworten. Und nach Jahren des Grübelns gelangt sie schließlich zu der vernichtenden Schlussfolgerung: Sie ist ein schwacher, wertloser Mensch, unfähig, ein interessantes und erfülltes Leben zu führen.

4.1 Zwei Arten des Grübelns

Grübeln ist der Sorge, wie gesagt, sehr ähnlich. Beide Denkweisen sind negativ, repetitiv, unkontrollierbar und passiv. Häufig treten sie gemeinsam auf. Aber es gibt auch einige wichtige Unterschiede: Die Besorgten richten den Blick auf die Zukunft, fragen sich, „Was ist, wenn …?", und sind eher ängstlich. Die Grübelnden wenden sich der Vergangenheit zu, fragen nach dem Warum und sind eher depressiv.

Wenn man es richtig anstellt, kann grübeln genauso produktiv sein wie sich zu sorgen. Stellen Sie sich vor, Sie sind auf Jobsuche und Ihr Vorstellungsgespräch ist schlecht gelaufen. Sie spulen es wiederholt im Geiste ab und versuchen herauszufinden, was Sie falsch gemacht haben und wie Sie das in Zukunft verbessern könnten. Das wäre die hilfreiche Art des Grübelns. Es konzentriert sich nicht auf: „Warum habe ich das Vorstellungsgespräch vermasselt?" oder: „Ich finde nie einen Job", sondern darauf, wie Sie sich kompetenter präsentieren könnten. Beim hilfreichen Grübeln kann man den Fokus schnell von der Vergangenheit auf die Gegenwart und den Umgang mit aktuellen Problemen umschalten. Sich auf diese Art Gedanken zu machen, hilft, Ziele zu erreichen und sich Wünsche zu erfüllen. Man gewinnt dadurch Erkenntnisse, wie man die gegenwärtige Situation verbessern kann. In diesem Kapitel erfahren Sie, wie Sie exzessives, maladaptives Grübeln in die andere, hilfreichere Art verwandeln können.

Auch vom maladaptiven Grübeln gibt es zwei Arten. Die erste hat mit Emotionen und vornehmlich mit den Ursachen und Folgen depressiver Zustände zu tun (Nolen-Hoeksema 1991). Die zweite ist eine Stressreaktion und hat mit den Ursachen und Folgen belastender Erlebnisse zu tun. Maria hat beides. Manchmal quält sie sich unentwegt mit der Frage herum, warum sie immer wieder Depressionen bekommt und was das für ihre Zukunft heißt (emotionsfokussiertes Grübeln). Dann wieder grübelt sie über ihre Trennungen nach und warum sie keine neue Liebesbeziehung eingehen kann (stressreaktives Grübeln). Wie ist das bei Ihnen? Zerbrechen Sie sich eher den Kopf darüber, warum Ihnen Dinge zugestoßen sind oder warum Sie Ziele nicht erreicht haben (stressreaktives Grübeln) oder über die Ursachen und Folgen Ihrer Depressionen bzw. Angstzustände (emotionsfokussiertes Grübeln)? Egal worüber Sie grübeln – nehmen Sie sich genügend Zeit für die nächste Übung, denn sie bildet die Grundlage für die drei Anti-Grübel-Strategien.

ÜBUNG: Worüber zerbreche ich mir den Kopf?

Erinnern Sie sich an die letzten paar Male, als Sie im Gedankenkarussel festsaßen und sich mit unerbittlichen Warumfragen im Kreis drehten. Erkennen Sie bestimmte wiederkehrende Themen oder Muster? Dachten Sie darüber nach, wie Sie sich fühlten (z. B. deprimiert) oder ging Ihnen ein bestimmtes belastendes Erlebnis im Kopf herum? Geben Sie hier eine kurze Beschreibung:

Emotionsfokussiertes Grübelthema:

____

____

____

____

Stressreaktives Grübelthema:

____

____

____

____

Beschäftigen Sie sich mehr mit Ihrer allgemeinen Niedergeschlagenheit oder mit einer bestimmten Enttäuschung? Haben Sie mehrere Grübelthemen? Dann beschreiben Sie alle und nutzen Sie dafür zusätzliche Blätter. Fällt Ihnen hingegen nur eine Art ein, lassen Sie die andere eben weg. Das geht vielen so. Und falls Sie sich nicht entsinnen können, worüber Sie sich den Kopf zerbrochen haben, beobachten Sie eine Woche lang Ihre depressiven Phasen und schreiben Sie Ihre wiederkehrenden negativen Gedanken auf. Weisen sie Merkmale des Grübelns auf? Falls ja – welcher der beiden Arten können Sie sie zuschreiben?

4.2 Grübeln: Testen Sie sich

Während einer Depression kommt man eher ins Grübeln. Schauen wir also, welche Rolle das bei Ihnen spielt. Die nächste Übung behandelt die Hauptmerkmale des grüblerischen Denkstils: repetitiv, intensiv und in der Überzeugung der Grübelnden nützlich.

ÜBUNG: Die Grübelskala

Kreuzen Sie jeweils den Wert an, der ausdrückt, wie sehr die Aussage auf Sie zutrifft. Verwenden Sie als Gedächtnisstütze Ihre emotionsfokussierten und stressreaktiven Grübelthemen von oben sowie folgenden Bewertungsschlüssel:

0 = völlig unzutreffend
1 = kaum zutreffend
2 = einigermaßen zutreffend
3 = weitestgehend zutreffend
4 = exakt zutreffend

Aussagen Wenn ich ins Grübeln gerate, ...	0	1	2	3	4
1. denke ich lange über das Problem nach, erlange jedoch niemals mehr Klarheit oder Einsicht.					
2. frage ich mich, womit ich es verdient habe, dass es mir so schlecht geht.					
3. halte ich es für zielgerichtet und werteorientiert.					
4. werde ich sehr selbstkritisch und frage mich, warum ich nicht besser zurechtkomme.					
5. meine ich dadurch zu erkennen, warum mir negative Dinge zustoßen.					
6. kann ich das Problem trotzdem nicht lösen.					
7. tendiere ich dazu, mir Alternativszenarios vorzustellen, die zum Erfolg geführt hätten.					
8. hoffe ich, den Dingen auf den Grund zu kommen.					
9. male ich mir oft aus, wie es hätte besser laufen können, und wünsche mir das.					
10. erinnert es mich daran, wie wichtig das Überdenken von Schwierigkeiten ist.					
11. bin ich so darin vertieft, dass mich nichts ablenkt.					
12. vergleiche ich mich häufig mit anderen und frage mich, warum es mir so viel schlechter geht.					
13. denke ich, wie gut mich das vor Fehlern und Niederlagen bewahrt.					
14. drehen sich meine Gedanken immer wieder um dieselbe Angelegenheit, besonders, wenn ich verzweifelt bin.					
15. glaube ich, dass eine Besserung erst dann eintritt, wenn ich die Vergangenheit vollkommen verstanden habe.					

Aussagen Wenn ich ins Grübeln gerate, ...	0	1	2	3	4
16. erträume ich mir Versionen meiner Erlebnisse, die meinen Idealen näherkommen.					
17. bin ich davon überzeugt, dass ich die Ursachen für meine Depression oder Verzweiflung begreifen muss.					
18. bin ich geistig eine ganze Weile lang völlig mit der Vergangenheit beschäftigt.					
19. glaube ich, dadurch auf Lösungsideen zu kommen.					
20. frage ich mich, warum ich so schwach und unfähig bin, die Schwierigkeiten und Herausforderungen des Lebens zu meistern.					

Das Ergebnis kann zwischen 0 und 80 liegen. Da die Grübelskala extra für dieses Selbsthilfebuch entwickelt wurde, haben wir keine festen Grenzwerte zur Unterscheidung zwischen exzessivem und normalem Grübeln. Doch je höher der Wert ist, desto wahrscheinlicher ist es exzessiv. Bei 60+ trägt exzessives Grübeln wesentlich zu Ihrem Leiden bei.

Worüber wir uns einen Kopf machen, hängt von unserer jeweiligen Persönlichkeit und Lebenslage ab. Wie grübeln Sie? Eher emotionsfokussiert oder eher stressreaktiv? Oder sowohl als auch? Welche Erkenntnisse haben Sie diesbezüglich über sich gewonnen? Falls Ihr Gesamtwert bei 60 oder mehr liegt, werden Sie von Grübelreduktionsstrategien profitieren, die auf repetitive Gedanken über Depressionen oder problematische Erlebnisse abzielen (s. u.). Falls der Wert unter 60 liegt, werden Sie im Laufe dieses Kapitels lernen, produktiver zu grübeln. Doch egal, wo Sie sich auf der Grübelskala befinden – Sie wissen nun mehr darüber, auf wel che Weise Sie grübeln und das ist ein wichtiger Schritt. Und dank dieses Wissens sind Sie nun bereit, anders über die Vergangenheit nachzudenken.

4.3 Verfehlte Ziele neu überdenken

Lebensziele, die Geborgenheit, Sicherheit und Gewissheit bringen, sind vielen von uns äußerst wichtig. Manchmal sind wir jedoch nicht in der Lage, sie zu erreichen und kauen immer wieder durch, was schiefgelaufen ist (Segerstrom et al. 2000). An diesem Punkt war jede*r schon einmal, auf die eine oder andere Weise. Vielleicht ist Ihnen finanzielle Sicherheit wichtig, aber aus irgendeinem Grund sind Ihre Ersparnisse und Investitionen den Bach hinunter gegangen. Oder Sie legen großen Wert auf Partnerschaft und Familie, doch dann hat es in Ihrer Ehe gekriselt und sie wurde geschieden. Oder Sie haben gewissenhaft einen gesunden Lebensstil gepflegt und sind plötzlich schwerkrank. Derart blockierte Ziele und vereitelte Bestrebungen reißen einen tiefen Graben auf zwischen dem jetzigen und dem ersehnten Zustand.

Wenn Träume platzen, richtet sich die Aufmerksamkeit oft nach innen. Man möchte verstehen, was da schiefgegangen ist. Wenn man dadurch die Vergangenheit hinter sich zu lassen vermag und bereit ist für die Auseinandersetzung mit den aktuellen negativen Folgen, dann ist das auch gesund. Doch häufig taugt diese Strategie nichts, weil man damit nur Verlorenes wiederzugewinnen hofft. Glauben auch Sie vielleicht, mit der unentwegten Suche nach Erklärungen für Ihre missliche Lage und das Scheitern Ihrer Pläne auf eine Lösung zu stoßen, die Ihr Leben wieder in Ordnung bringt? Dann sitzen Sie in der Falle. Denn repetitives Nachsinnen über die Vergangenheit fördert keine wirklichen Offenbarungen zutage, sondern behindert bei der Bewältigung der Folgen. Und ehe Sie es sich versehen, landen Sie in einer nicht enden wollenden Denkschleife.

Denken Sie ständig darüber nach, wie es kam, dass Ihr Leben ruiniert ist? Stellen Sie fest, dass Sie immer und immer wieder dasselbe durchkauen und sich fragen: „Warum ist mir das passiert? Wo bin ich falsch abgebogen?“ Aber wissen Sie eigentlich noch, wo Sie eigentlich hinwollten? Denn manchmal vergessen wir vor lauter Grübeln, worin das Ziel besteht, das wir nicht erreichen konnten, weil uns hinderliche Dinge widerfahren sind. Finden Sie mithilfe der nächsten Übung dieses einstige Ziel wieder, dessen Nichterreichen Ihr Grübelkarussell antreibt, und weiten Sie beim Nachdenken über die Gründe des Scheiterns Ihren Fokus.

ÜBUNG: Dem nicht erreichten Ziel auf der Spur

Überlegen Sie, welches Ziel Sie verpasst haben oder welches Ihrer Bedürfnisse nicht erfüllt wurde, etwa eine wichtige Beziehung, die auseinandergegangen ist, oder Ihre Gesundheit, die sich durch eine Verletzung oder Krankheit verschlechtert hat. Falls Ihnen nichts einfällt, schauen Sie sich noch einmal Ihre Grübelthemen an und beantworten Sie auf dieser Grundlage die folgenden Fragen:

- Wie wichtig ist das verfehlte oder blockierte Ziel für Ihr allgemeines Wohlbefinden und Ihre Lebenszufriedenheit? Könnten Sie trotzdem einigermaßen glücklich sein? Falls ja – wie sähe Ihr Leben dann aus? Wie unterscheidet es sich von dem, was Sie sich früher einmal vorgestellt haben?

____

____

____

- Haben Sie das Ziel nur vorübergehend oder für immer aufgegeben?

____

____

____

- Welche Folgen hat das für Sie, Ihre Familie oder andere Menschen, wenn Sie Ihr Ziel nicht erreichen?

____

____

____

Ist Ihnen wieder eingefallen, wonach Sie gestrebt oder was Sie gebraucht haben? Wenn es von einem negativen Erlebnis vereitelt wurde, ist es meist leichter zu erkennen. Bei Maria ist das die Trennung. Eine Liebesbeziehung ist ihr sehnlichster Wunsch und die Trennung der Motor ihres Grübelkarussels. Sie glaubt, ohne Partner niemals glücklich zu sein. Übertreibt sie vielleicht? Kann man nicht auch als Single glücklich sein? Malt sie sich das schlimmer aus, als es ist? Geht es Ihnen wie Maria? Weil Sie die negativen Auswirkungen eines verfehlten Ziels schon seit Längerem überbewerten und für unabänderlich halten? Aber könnte die Beeinträchtigung nicht ebenso mit der Zeit nachlassen und die Lebenszufriedenheit wieder zunehmen?

Tun Sie sich schwer mit dieser Übung, weil Ihnen nicht klar ist, was Sie verloren haben? Wenn Maria sich den Kopf über ihre Depression zerbricht, geht ihr das auch so. Um der Sache auf den Grund zu gehen, formuliert sie die erste Frage der Übung folgendermaßen: „Wie zufrieden kann ich mit meinem Leben sein, wenn ich depressiv bin?" Ihre Antwort: „Überhaupt nicht". Die Kluft zwischen depressiv und nicht-depressiv ist also riesig. Dann beschreibt sie in allen Einzelheiten, wie die Depression alle ihre Hoffnungen und Träume zunichte gemacht hat. Auf die zweite Frage antwortet sie, wegen des jahrelangen Kampfes mit der Depression sei das ersehnte Ziel in unerreichbare Ferne gerückt, und auf die dritte, dass sämtliche Facetten ihres Lebens davon betroffen seien, ihre Beziehungen, ihre Arbeit und auch ihr Selbstwertgefühl. Und genau das schürt ihre Neigung zum Grübeln: Die Einstellung, dass ihr die Depression für immer alle Träume und alles Glück zerstört hat.

Die einzige Möglichkeit, aus dem „Grübelkabinett" auszusteigen, besteht darin, die Einstellung zu früheren negativen Erlebnissen zu ändern. Fragen Sie sich als Erstes: Wie beeinträchtigt das, was mir widerfahren ist, mein aktuelles Leben? Ist es wirklich so schlimm, wie ich glaube? Vielleicht meinen Sie wie Maria, nie mehr auf irgendeine Weise glücklich sein zu können, weil Sie Ihr Wunschziel nicht erreicht haben. Doch dadurch grübeln Sie noch stärker und schleppen die Vergangenheit und ihre negativen Auswirkungen weiter mit sich herum.

Dies führt uns zum nächsten Schritt im Lernprozess. Um weniger zu grübeln, ist es wichtig, sich gründlicher mit dem Grübeln selbst auseinanderzusetzen. Hat das monate- oder gar jahrelange repetitive Denken etwas gebracht? Hat es Sie glücklicher gemacht? Verstehen Sie dadurch besser, wie Sie die Lücke zwischen Wunschvorstellung und Realität schließen können? Die folgende Übung hilft Ihnen, diese Fragen zu beantworten.

ÜBUNG: Einsicht durch Grübeln

Planen Sie für die nächsten Tage jeweils dreißig Minuten Zeit zum Grübeln ein.

Teil I: Erinnern Sie sich an die letzten zwei, drei Male, als Sie nicht aufhören konnten zu grübeln. Nehmen Sie ein leeres Blatt Papier, notieren Sie Zeiten, Orte und Themen. Das alles schriftlich festzuhalten, schärft das Gedächtnis. Machen Sie sich klar, wie weit der Weg ist bis zu Ihrem Ziel (das aus der vorigen Übung, über das Sie hauptsächlich brüten):

Was ich mir für mich erhofft hatte (das verfehlte Ziel):

____

____

____

Meine aktuelle Situation (wie weit ich meinem Ziel nähergekommen bin):

____

____

____

Teil II: Im ersten Teil haben Sie den Abstand erkannt zwischen Ihrem Wunsch oder Ziel und dem bisher Erreichten. Finden Sie anhand der folgenden Fragen heraus, ob Ihnen das Grübeln die Einsicht gebracht hat, weswegen Sie nicht am Ziel angekommen sind.

1. Mit welchen Entscheidungen oder Taten haben Sie Ihre Ziele selbst boykottiert? Welche Gründe für das Verfehlen des Ziels gehen auf Ihr Konto? Falls Ihnen mehr als vier einfallen, verwenden Sie ein zusätzliches Blatt Papier.

   a. ______________________________

   b. ______________________________

   c. ______________________________

   d. ______________________________

2. Mit welchen Entscheidungen oder Taten haben andere Ihr Ziel boykottiert? Welche Gründe für das Verfehlen des Ziels gehen auf deren Konto?

   a. ______________________________

   b. ______________________________

   c. ______________________________

   d. ______________________________

3. Inwiefern spielt der Zufall eine Rolle? Welche Faktoren, derentwegen Sie ihr Ziel nicht erreicht haben, gehen auf das Konto von unbeeinflussbaren Ereignissen? Was war ganz einfach „Pech"?

   a. ______________________________

   b. ______________________________

   c. ______________________________

   d. ______________________________

Teil III: Überlegen Sie auf der Grundlage der in Teil I und II gewonnenen Erkenntnisse über die Hindernisse beim Verwirklichen eines Wunsches, was Sie gegenwärtig tun können, um Ihrem Ziel wieder ein Stück näherzukommen und schreiben Sie mindestens vier Dinge auf.

1. ______________________________

2. ______________________________

3. ______________________________

4. ______________________________

Wenn Sie sich nicht genau daran erinnern können, worüber Sie sich in den Kopf zerbrochen haben, ist Ihnen die Übung wahrscheinlich schwergefallen. Achten Sie in diesem Fall in den nächsten ein, zwei Wochen auf Ihre Grübeleien und beantworten Sie die Fragen dann auf der Basis Ihrer Beobachtungen.

Vergleichen Sie: Wie viele Erkenntnisse über die Ursachen und Möglichkeiten in Bezug auf Ihr verfehltes Ziel haben Sie aus der Übung gewonnen und wie viele aus Ihren endlosen Grübeleien? Sind Sie dadurch auf neue Lösungsideen gekommen? Sehen Sie, dass Grübeln nicht hilft? Diese Schlussfolgerung wird übrigens von der Forschung untermauert. Wie sich herausgestellt hat, richtet sich die Aufmerksamkeit beim Grübeln nicht auf realistischere Problemlöseoptionen, sondern verengt sich auf das eigene Denken und Fühlen, weshalb es keine gute Bewältigungsstrategie ist (Watkins 2016). Beim Grübeln denken wir selten darüber nach, wodurch genau wir unser wichtiges Lebensziel verfehlt haben. Die Erkundungs- und Erkenntnisübungen haben Sie vom Grübeln abgelenkt und Ihnen gezeigt, dass es weder nützlich ist noch glücklich macht.

Nun ist der Moment gekommen zu überlegen, ob Sie den Weg zum Ziel ändern wollen oder aber das Ziel. Oder sogar beides. Für Maria ist beides notwendig. Sie stellt fest: Es ist besser, nicht mehr nach der ganz großen Liebe zu streben, sondern danach, als berufstätiger Single mittleren Alters so glücklich wie möglich zu sein. Dafür müsste sie allerdings einen eher handlungsorientierten Weg einschlagen: des Öfteren unter Leute gehen, ihren Bekanntenkreis erweitern und in der Freizeit mehr unternehmen. Sollte sich daraus eine Liebesbeziehung ergeben, käme das sozusagen als Bonus. Durch diese neue Herangehensweise lassen Marias Grübeleien nach, schon allein deshalb, weil sie weniger Zeit allein verbringt und sich nicht mehr den Kopf darüber zerbricht, warum in aller Welt sie immer noch Single ist. Stattdessen macht sie sich nun aktiv auf die Suche nach Möglichkeiten für ein glückliches Singledasein.

Sollten vielleicht auch Sie anders mit Ihren durchkreuzten Plänen oder verfehlten Zielen umgehen? Jeder Mensch hat bestimmte Lebensziele in verschiedenen Bereichen wie zum Beispiel Arbeit, Familie, Beziehungen, Gesundheit, Interessengruppen und Spiritualität. Und hinter all diesen Zielen steht nichts anderes als das fundamentale Bestreben, glücklich, erfüllt und zufrieden zu sein. Das ist der eigentliche Wunsch jedes Menschen. Doch genau den verlieren wir beim Grübeln aus den Augen. Das ist das „verlorene Ziel“. Deswegen überlegen Sie sich bei der letzten Übung dieses Abschnitts, wie Sie anders vorgehen können, um trotz erlebter Enttäuschungen und Niederlagen zufriedener (glücklicher) zu sein.

ÜBUNG: Mit einem Alternativplan ans Ziel gelangen

Versuchen Sie auf der Basis der letzten Übung einen Handlungsplan zu entwerfen, um die Kluft zwischen dem, was Sie sich gewünscht haben und der jetzigen Situation zu verkleinern. Streben Sie Ihr Ziel nicht mehr mit Blick auf Ihre Niederlage an, sondern akzeptieren Sie, dass Sie es auf dem ursprünglich vorgesehenen Weg nicht erreichen. Und beschreiben Sie, was Sie sonst noch – zielunabhängig – tun könnten, das sich günstig auf Ihre Lebenszufriedenheit auswirkt. Schildern Sie so präzise wie möglich, was Sie wann, wo und wie oft tun werden. Wenn Sie mögen, schauen Sie sich noch einmal den Problemlöseansatz aus dem vorigen Kapitel an.

Die Übungen dieses Abschnitts sollen Ihnen gezielt dabei helfen, einen alternativen Plan mit konkreten Entscheidungen und Handlungsschritten zu entwerfen. Falls Sie nicht recht wissen, was Sie trotz Ihrer schlechten Erfahrungen glücklich machen könnte, bitten Sie Ihre Therapeutin, Partnerin oder eine gute Freundin um Unterstützung. Haben Sie Ihren Plan fertiggestellt, ist es wichtig, ihn tatsächlich auch umzusetzen. Absichten ohne Taten taugen nicht viel. Die Beschäftigung mit dem alternativen Plan ist die beste Maßnahme zur Überwindung von Hindernissen auf dem Weg zum Ziel, gegen das Grübeln und seine störenden Auswirkungen. Doch anders mit vereitelten Wünschen umzugehen ist nur eine Möglichkeit, weniger zu grübeln. Eine weitere besteht darin, die eigene Denkweise zu ändern. Dazu der nächste Abschnitt.

4.4 Frag nicht „warum", sondern „wie"

Ist Ihnen aufgefallen, dass Sie beim Grübeln oft nach dem Warum fragen? „Warum ist mir das schon wieder passiert?" „Warum wird mein Leben nie besser?" „Warum werde ich bestraft?" „Warum misslingt mir das immer wieder?" Was wir aber eigentlich wissen wollen ist, warum uns etwas zugestoßen ist, welche Folgen das hat und was es für uns bedeutet (Watkins 2016). Warum-Fragen führen jedoch erst recht in die Sackgasse repetitiver Gedanken über die Vergangenheit. Den Ausgang finden Sie, indem Sie das „Warum" durch ein „Wie" ersetzen. Wie Sie aus den vorigen Übungen bereits wissen, führt die wiederholte Suche nach den Ursachen früherer Probleme selten zu neuen Erkenntnissen oder Lösungen, sondern verstärkt das Gefühl der Verzweiflung und Mutlosigkeit.

Der britische Psychologe Edward Watkins (2016) hat eine Methode gegen das Grübeln entwickelt, bei der man die typischen abstrakten Warum-Fragen zu konkreten Wie-mache-ich-das-Lösungen umformuliert. Sie besteht aus drei wesentlichen Schritten:

1. Erkenne, wann du ins Warum-Denken hineinrutschst.
2. Ersetze Warum-Fragen durch entsprechende Wie-Fragen.
3. Übe, während du grübelst, den Wechsel vom Warum zum Wie.

Diese drei Schritte werden wir nun durcharbeiten. Als Erstes folgt eine Übung, durch die Sie bewusster darauf achten, wann Sie ins Warum-Denken hineinrutschen.

ÜBUNG: Ein Bewusstsein für Warum-Fragen

Führen Sie sich noch einmal Ihre Ergebnisse der vorigen Übungen vor Augen. Kristallisieren sich bei den Ursachen, Folgen oder Bedeutungen wiederkehrende Grübelmotive heraus? Welche Warum-Fragen tauchen dabei am häufigsten auf? Schreiben Sie sie unter die jeweilige Kategorie.

1. Ursachen (Warum-Fragen nach den Gründen für die Widrigkeit):

   a. ______________________

   b. ______________________

   c. ______________________

   d. ______________________

2. Folgen (Was-ist-wenn-Fragen nach den möglichen negativen Folgen der Widrigkeit sowie danach, wie die Situation jetzt aussähe, wenn „das doch bloß nicht passiert wäre“):

   a. ______________________

   b. ______________________

   c. ______________________

   d. ______________________

3. Bedeutung (die Frage, weshalb die Widrigkeit wichtig sein könnte):

   a. ______________________

   b. ______________________

   c. ______________________

   d. ______________________

Wie die Übung das Bewusstsein für Warum-Fragen schärft, sehen wir bei Maria. Wenn sie über ihre Depression nachgrübelt, fragt sie unentwegt nach den Gründen: „Warum kommt die Depression immer wieder? Liegt es an meinem schwachen Charakter? Warum schaffe ich es nicht, von selbst da rauszukommen? Warum bin ich ständig so müde und antriebslos?“ Dann listet sie alle Was-wenn-Fragen auf, die ihr im Kopf herumgeisterten: „Was ist, wenn diese depressive Phase anders ist als sonst und nie aufhört? Was ist, wenn ich deswegen meinen Job verliere? Und was ist, wenn niemand mehr mit mir zu tun haben will, weil ich solch eine Spaßbremse bin?“ Und schließlich überlegt sie genauer, was die Depression bedeuten mochte: „Vielleicht soll sie mir zeigen, was für eine Mimose ich bin. Das ist meine Strafe, weil ich im Umgang mit anderen nicht einfühlsamer und liebevoller bin. Der Lohn für meinen Egoismus.“ Nach der Übung ist sich Maria viel bewusster, wie sehr die Warum-Fragen ihre Grübeleien dominierten und diese unnötig verlängerten. Haben Sie das auch bei sich festgestellt?

Der nächste Schritt besteht darin, die grüblerischen Warum-Fragen durch konkretere, handlungsorientierte Wie-Fragen zu ersetzen. Dafür müssen Sie herausfinden, wie die negative Begebenheit Sie exakt behindert und dann einen Aktionsplan entwerfen, der Sie aus der Vergangenheit herausholt und in die Gegenwart versetzt. Den Wechsel vom Warum zum Wie bewerkstelligen Sie mit zwei Fragen: 1. Wie ist es passiert? Und 2. Wie kann ich etwas dagegen unternehmen? (Watkins 2016, S. 189).

ÜBUNG: Wie statt Warum

Schauen Sie noch einmal Ihre Antworten der vorigen Übungen durch und ersetzen Sie sie in drei Schritten durch Wie-Aussagen.

1. Schritt: Schildern Sie so objektiv und präzise wie möglich, was Ihnen widerfahren ist, wie es zustande kam und falls es noch immer aktuell ist, was genau dabei abläuft. Verzichten Sie auf Schuldzuweisungen oder Urteile.

2. Schritt: Zählen Sie konkrete Veränderungen auf, die Sie vornehmen können, um mit der Widrigkeit konstruktiver umzugehen und deren negative Auswirkungen auf Sie und Ihre Mitmenschen zu verringern. Das ist dann Ihr detaillierter Aktionsplan, den Sie nach und nach umsetzen.

3. Schritt: Legen Sie dar, wie Sie die Widrigkeit weder verallgemeinert noch übertrieben deuten können, so, dass Sie die Erfahrung nicht als für immer und absolut lebensentscheidend betrachten, sondern als singulär, zeitlich begrenzt und situationsabhängig.

Konnten Sie die grüblerischen Warum-Gedanken durch problemlösende Wie-Fragen ersetzen? Wenn Ihre Gedanken schon seit Längerem regelmäßig um die Widrigkeit kreisen, kann das Umdenken vom „Warum?“ zum konstruktiveren „Wie mache ich das?“ schwerfallen. Da es eine wesentliche Antigrübelstrategie darstellt, sollten Sie sich in diesem Fall mehr Zeit dafür nehmen und die Antworten, die Sie bei der Übung gegeben haben, nach jeder neuen Runde im Grübelkarussel revidieren.

Maria geriet regelmäßig in den Warum-Modus, wenn Sie über ihre Depression nachgrübelte. Beim ersten Schritt der Übung notierte sie alles, was ihren Zustand verschlimmerte:

Wenn ich tagelang deprimiert bin, gehe ich anderen auf der Arbeit und zu Hause aus dem Weg.

Ich schaue einen Film nach dem anderen und stopfe irgendwelches ungesundes Zeug in mich hinein, bis mir übel wird.

Ich schiebe wichtige berufliche Angelegenheiten auf.

Beim zweiten Schritt ersetzte Maria ihre übertriebenen Selbstbeschuldigungen im Zusammenhang mit ihrer Depression durch einen stärker problemfokussierten Plan. Dadurch konnte sie mehrere dezidierte Dinge unternehmen, die die negativen Auswirkungen der Depression verringerten. Beispiele:

*Ich treffe mich mit Familienangehörigen und Freund*innen und nutze jede Gelegenheit zum Plausch mit Kolleg*innen, erst recht, wenn ich deprimiert bin.*

Ich treibe drei-, viermal die Woche zusammen mit einer Freundin Sport.

Ich aktualisiere mein Internetdatingprofil.

Beim dritten Schritt konzentriert Maria sich darauf, dass sie ihren depressiven Zustand als ein Zeichen der Schwäche, des Selbstmitleids und des niedrigen Selbstwertgefühls wertet. Diese Sichtweise zu ändern, ist nicht leicht, aber Maria hat es geschafft, indem sie sich über das Thema Depression informiert und sich mit Freund*innen und Familienangehörigen besprochen hat. Auf diese Weise gelangt sie zu einem differenzierten Verständnis. Beispiele:

Egal ob ich manchmal depressiv bin oder nicht – ich bin in vielerlei Hinsicht ein starker Mensch, der sich zu helfen weiß.

Meine Depressionen sind immer zeitlich begrenzt – ich habe viel mehr Phasen, in denen ich keine habe.

Mit der Neigung zu Depressionen kann man, wie mit jeder anderen chronischen Krankheit auch, durchaus zurechtkommen.

Durch diese Übung ist Ihnen hoffentlich klar geworden, dass es wichtig ist, aus der Lähmung des Grübelns herauszukommen und zu dem im zweiten Schritt entwickelten konkreten Aktionsplan überzuwechseln. Es folgt eine Art Verhaltensexperiment, mit dem Sie das gedankliche Umschalten vom grüblerischen „Warum"-in den „Wie"-Modus trainieren können (Watkins 2016).

ÜBUNG: Beim Grübeln in einen anderen Gang schalten

Legen Sie für eine Woche (oder auch länger) einen täglichen Termin fest, um absichtlich zu grübeln (Dauer: 20–30 Minuten). Suchen Sie sich einen ruhigen und gemütlichen Ort, an dem Sie nicht gestört werden. Während der Übung brauchen Sie die ausgefüllten Arbeitsblätter „Ein Bewusstsein für Warum-Fragen" und „Wie statt Warum".

1. Beginnen Sie mit einer konzentrierten Entspannung. Atmen Sie 5 Minuten lang langsam, tief und trotzdem natürlich und achten Sie dabei auf das, was Sie in Ihrem Körper spüren. Falls Ihre Gedanken abschweifen, richten Sie die Aufmerksamkeit einfach wieder auf die körperliche Empfindung und die entspannte Atmung.
2. Fangen Sie nun an, über Ihr Thema zu grübeln und zerbrechen Sie sich 3–5 Minuten lang gründlich den Kopf. Geht es um einen belastenden Vorfall in der Vergangenheit, stellen Sie sich vor, wie Sie das Gleiche noch einmal erleben. Geht es um Ihre jetzige Depression, versetzen Sie sich gedanklich an einen besonders schlimmen Tag zurück.

3. Wenn Sie mitten im Grübeln sind, führen Sie sich Ihre Angaben zum ersten Schritt der Übung „Ein Bewusstsein für Warum-Fragen“ vor Augen. Stellen Sie sich ganz deutlich vor, dass alle „Gründe“, die Sie dort notiert haben, jetzt zum Zug kommen. Lenken Sie dann Ihre Aufmerksamkeit auf den ersten Schritt der „Wie statt Warum“-Übung, wo Sie detailliert notiert haben, was sich tatsächlich abspielt bzw. abgespielt hat. Bleiben Sie 5–7 Minuten lang bei diesem Bild.
4. Stellen Sie sich jetzt die Folgen vor, die Sie im zweiten Schritt der Übung „Ein Bewusstsein für Warum-Fragen“ notiert haben und wie Sie diese gemäß Ihren Angaben im zweiten Schritt der Übung „Wie statt Warum“ verringern könnten. Auch hier sollten Sie das Bild so detailliert und realistisch wie möglich zeichnen. Achten Sie besonders auf all die verschiedenen Möglichkeiten, mit denen Sie dafür sorgen können, dass Sie die Widrigkeit, über die Sie ins Grübeln geraten, weniger beeinträchtigt.
5. Denken Sie zum Schluss über Ihre Antworten nach, die Sie auf die dritte Frage der Übung „Ein Bewusstsein für Warum-Fragen“ gegeben haben und dann doppelt so lange über Ihre neutraleren, realistischeren Deutungen aus dem dritten Schritt der Übung „Wie statt Warum“.

Halten Sie nach jeder „Umschaltsitzung“ auf dem folgenden Arbeitsblatt fest, wie es Ihnen dabei ergangen ist. Markieren Sie mit einem Haken, dass Sie sie gemacht haben und bewerten Sie Ihren Erfolg auf einer Skala von 0 bis 10, wobei 0 eine reine Zeitverschwendung bedeutet und 10, dass Ihnen das Umschalten ganz leicht gefallen ist und wunderbar geklappt hat. Den Wert tragen Sie in die dritte Spalte ein. Wiederholen Sie die Übung so oft wie möglich und kopieren Sie bei Bedarf das Arbeitsblatt oder nutzen Sie die Möglichkeit, weitere Exemplare downzuloaden.

Wochentag	Umschaltsitzung durchgeführt (20–30 Minuten)	Bewertung des Erfolgs beim Umschalten (0–10)	Aufgetretene Probleme
Montag			
Dienstag			
Mittwoch			
Donnerstag			
Freitag			
Samstag			
Sonntag			

Je öfter und regelmäßiger Sie vom Warum- ins Wie-Denken umzuschalten üben, desto geschickter werden Sie darin. Haben Sie Geduld mit sich selbst: Sie lernen eine neue und dazu recht schwierige mentale Fähigkeit und wenn Sie sie erst einmal beherrschen, werden Sie damit das Grübeln effektiv unterbrechen können. Schauen Sie sich nach mehreren Denkumschaltungsversuchen die Probleme an, die Sie in der letzten Spalte eingetragen haben, und überlegen Sie, was Sie tun können, damit die Sitzungen reibungsloser verlaufen.

Während des Grübelns einen anderen Gang einzulegen soll Sie auf einen Weg lotsen, auf dem Sie über frühere Misserfolge und Schwierigkeiten nicht mehr sinnlos herumbrüten, sondern konstruktiv nachdenken. Es ist ein Prozess, in dessen Lauf Sie auf neue Möglichkeiten stoßen, wie Sie Ihre Wie-Denkweise stärken und die negativen Folgen des Grübelthemas bewältigen können. Bei Maria sind das die depressiven Tage. Als andere Umgangsweise damit legt sie fest: Treffen mit Freund*innen und Familienangehörigen, regelmäßiger Sport, feste Essenszeiten, Pläne für unterhaltsame oder schöne Unternehmungen und die Teilnahme an kollegialen Gesprächen. Denn von echten Verhaltensänderungen gestütztes Denkumschalten unterbricht das Grübeln noch effektiver – das werden auch Sie feststellen.

4.5 Von „Innen" nach „Außen"

Beim Grübeln findet man nicht mehr aus dem eigenen Kopf heraus, und deshalb sollten die vorigen Übungen dazu ermutigen, sich wieder den Problemen im Hier und Jetzt zuzuwenden und sie zu lösen. Die Denkweise zu ändern reicht jedoch nicht. Um das Grübeln wirklich anzuhalten, müssen wir vom Denken ins Handeln kommen. Das heißt: Ich richte meinen Fokus nicht nur „nach innen" auf das, was ich denke, sondern auch „nach außen" auf das, was ich tun kann.

Wer sich intensiv mit etwas beschäftigt und darin aufgeht, ist ganz bei der Sache. Jedes Zeitgefühl kommt abhanden, wenn man sich ausschließlich auf die jeweilige Aufgabe konzentriert. Und oft werden einem Verletzungen, die man sich beim Sport oder in einem Wettkampf zugezogen hat, erst im Nachhinein bewusst. Können Sie sich an eine Situation erinnern, in der Sie so vollkommen in ihrem Tun aufgegangen sind oder ganz vertieft darin waren? Vielleicht beim Musizieren, Sporttreiben, Lesen, Schreiben, bei Ihrem Hobby, Ihrem Studium oder Ihrer Arbeit? Wissen Sie noch, wie das war?

Sich mit etwas intensiv zu beschäftigen ist eine sehr effektive Methode, das Grübeln anzuhalten, einfach deswegen, weil das die Aufmerksamkeit so fesselt, dass für anderes kein Raum mehr ist. Banale oder monotone Aufgaben, die weniger Konzentration erfordern, setzen dagegen jede Menge Kapazitäten fürs Grübeln frei. Deswegen sollten Sie etwas tun, das Ihre ganze Aufmerksamkeit beansprucht – etwas, das Sie wirklich mitreißt (Watkins 2016). Häufig geschieht das spontan. Wenn Sie sich mit spannenden Aktivitäten vom Grübeln ablenken wollen, sollten Sie jedoch strategischer vorgehen. In der nächsten Übung können Sie entdecken, mit welchen spannenden Ablenkungsmanövern sich Ihre Grübeleien unterbrechen lassen.

ÜBUNG: Spannende Sachen machen

Listen Sie im folgenden Arbeitsblatt 10–15 Dinge auf, die Sie tun können, die Ihnen Spaß machen, Sie geistig fordern und Ihre Aufmerksamkeit ganz und gar in Beschlag nehmen. Es sollten Dinge sein, die Sie allein unternehmen können und die weder viel Geld noch viel Planung erfordern. Ausreichend anspruchsvoll und fesselnd sind Aktivitäten z. B. in den Bereichen Hobby, Bewegung, Sport, Erholung, Freizeit oder Kreativität. Listen Sie zuerst Aktivitäten auf, die Ihnen sinnvoll erscheinen und bewerten Sie anschließend jede hinsichtlich des erwarteten Ablenkungseffekts auf einer Skala von 0 bis 10.

Aktivität	Erwarteter Effekt (0–10)
1.	
2.	
3.	
4.	
5.	
6.	
7.	
8.	
9.	
10.	
11.	
12.	
13.	
14.	
15.	

Markieren Sie anschließend die fünf Aktivitäten mit dem höchsten Ablenkungseffekt, die Ihnen am meisten Spaß machen und zudem noch am praktikabelsten sind, mit einem Sternchen. Sobald Sie dann ins Grübeln geraten, führen Sie eine dieser Aktivitäten durch. Wechseln Sie oft genug, damit keine Langeweile aufkommt oder Sie das Interesse verlieren und der Effekt nachlässt.

Je stärker man im eigenen Kopf feststeckt, desto häufiger und intensiver gerät man ins Grübeln. Hier setzen die Ablenkungsmanöver an: Sie holen Sie aus Ihrem „Grübelkabinett" heraus und bringen Sie in Kontakt mit der Außenwelt. Wenn Sie lernen, anders über das zu denken, was Ihnen bislang Schwierigkeiten macht und sich wieder den Herausforderungen und Chancen des Hier und Jetzt zuwenden, können Sie auch endlich aufhören zu grübeln.

Zusammenfassung

Was Sie in diesem Kapitel erfahren haben:

- Es gibt zwei Arten des Grübelns: Bei der einen fragt man sich, warum einem etwas widerfahren ist, das wichtige Ziele und Bestrebungen vereitelt hat, die zweite kreist um die Ursachen und Folgen einer Depression.
- Als verbreitetes RND charakterisiert sich Grübeln durch nicht zielführendes, verallgemeinerndes und abstraktes Denken. Im Unterschied zur ebenfalls repetitiven Sorge richtet sich Grübeln – bei allen Ähnlichkeiten – auf die Vergangenheit und dreht sich um Enttäuschungen.
- Für ein besseres Verständnis sind vor allem zwei Faktoren wichtig: der Vergangenheitsbezug sowie die hartnäckige Bemühung um Klarheit über die Ursachen und Auswirkungen einer Widrigkeit.
- Denken Sie nicht mehr über frühere Ziele nach, die Sie nicht erreicht haben, sondern darüber, was Sie jetzt tun können, um sich ihnen zu nähern.
- Lernen Sie, Ihre Denkweise umzuschalten von grüblerischen Warum-Fragen zu praktisch orientierten Wie-Fragen, anhand derer Sie einen Handlungsplan entwickeln.
- Konzentrieren Sie sich nicht auf die vergebliche Suche nach Antworten, sondern kommen Sie aus Ihrem Kopf heraus, indem Sie etwas tun, das Sie fesselt.

Ausblick

Das Grübeln anzuhalten ist alles andere als einfach, besonders bei Depressionen. Es braucht einige Zeit, um die in diesem Kapitel vorgestellten Strategien zu üben. Falls Sie alles umgesetzt haben und trotzdem immer noch grübeln, könnten Sie vielleicht mit einem Psychologen oder einer Psychotherapeutin darüber sprechen. Sollten Sie schwer depressiv sein, brauchen Sie, um den größten Nutzen aus diesem Kapitel zu ziehen, auf jeden Fall professionelle Hilfe und Unterstützung.

Wenn einem, obwohl man nichts Böses getan hat, etwas Schlimmes widerfahren ist, ist Grübeln eine Möglichkeit, darauf zu reagieren. Doch manchmal bleibt es nicht dabei. Das Brüten über frühere Misserfolge und Enttäuschungen kann Selbstvorwürfe und Schuldgefühle wegen verpasster Chancen hervorrufen. Diese zweite Art des rückwärtsgewandten RND ist die Reue. Sie ist Thema des nächsten Kapitels.

5. Reue – und wie man über sie hinwegkommt

Es vergeht kaum ein Moment, in dem wir keine Entscheidung treffen. Ob wir noch fünf Minuten länger im Bett bleiben, was wir zu Mittag essen oder welchen Film wir uns anschauen, sind für viele von uns eher triviale Fragen, berufliche, partnerschaftliche, medizinische oder den Wohnort betreffende Entscheidungen sind vergleichsweise schwerwiegender. Doch unabhängig von ihrer Tragweite hat jede Entscheidung – so sie denn in die Tat umgesetzt wird – Folgen. Sind diese positiv, haben wir anscheinend richtig entschieden und freuen uns darüber. Sind sie hingegen negativ, bedauern wir unsere Entscheidung, und das umso mehr, wenn es sich um etwas Wichtiges handelt. Interessanterweise führt das Gefühl, einen gravierenden Fehler begangen zu haben, seltener zu hartnäckiger Reue als das Gefühl, eine Chance verpasst zu haben („Hätte ich doch nur diesen Weg eingeschlagen!").

Dieses Kapitel handelt von der Reue: eine negative Emotion, die ausgelöst wird, wenn etwas, das man entschieden oder getan hat, negative Folgen hat. Jeder kennt Reue. Weil sie aber in mancher Hinsicht mysteriöser ist als Angst oder Traurigkeit, muss man sich als Erstes vergegenwärtigen, weshalb Reue so schmerzhaft ist und wie der damit verbundene repetitive selbstkritische Denkstil Schuldgefühle weckt und sogar Depressionen verursacht. In diesem Kapitel untersuchen Sie mithilfe von Arbeitsblättern, inwieweit Sie selbst von reumütigen Gedanken betroffen sind und Sie lernen zwei Strategien kennen, um sie hinter sich zu lassen.

Emilys Geschichte: Voller Reue

Bei Emily ist lange Zeit alles bestens gelaufen. Sie entstammt einer wohlhabenden Familie, mit liebevollen Eltern und einer von ihr sehr bewunderten großen Schwester. Ihre Kindheit war geradezu idyllisch, sie hatte viele Freund*innen, mit denen sie oft spannende Dinge unternahm und sich vergnügte. In der High School erfreute sie sich großer Beliebtheit, alles war perfekt: Sie war schön, intelligent, sympathisch, selbstbewusst, humorvoll und voller Leben. So vielversprechend und optimistisch ging es weiter, als sie auf die Uni kam. Doch im zweiten Jahr ihres Studiums begann sich das Blatt zu wenden.

Fünfzehn Jahre später steht es nicht mehr so gut um Emily. Sie ist verheiratet, hat zwei schulpflichtige Kinder, arbeitet teilzeit in einem Handlangerjob, wohnt abgeschnitten von Familie und Freund*innen am Stadtrand, gefesselt an eine erkaltete Ehe, in der nicht mehr viel los ist. Seit fünf Jahren nimmt sie vom Hausarzt verschriebene Antidepressiva.

Voll Reue blickt Emily auf ihr Leben zurück. Damit ihr Mann Jura studieren konnte, hat sie das Studium abgebrochen und ist stattdessen arbeiten gegangen. Diese Entscheidung bedauert sie. Er war eine Affäre gewesen und nun fragt sie sich, ob es falsch war, seinetwegen mit ihrem ersten Freund schlusszumachen. Als ihr Mann eine Stelle in einer Anwaltskanzlei weit weg in einer anderen Stadt annahm, protestierte sie nicht gegen den Umzug. Doch inzwischen hasst sie ihren Wohnort. Ihr Mann wollte schnell mehrere Kinder, damit der Altersunterschied zwischen ihnen nicht so groß sei, und obwohl Emily sich eigentlich überfordert fühlte, erklärte sie sich einverstanden und wurde schwanger. In verzweifelten Momenten denkt sie an all diese Entscheidungen zurück und malt sich aus, wie ihr Leben aussehen könnte, wenn sie ihr Studium abgeschlossen und ihre beruflichen Ambitionen verwirklicht, ihre erste Liebe geheiratet oder wenigstens darauf bestanden hätte, nicht so weit von ihrer Familie und ihren Freund*innen wegzuziehen. Der Unterschied zwischen ihren Träumereien und der realen Gegenwart könnte nicht krasser sein und verschlimmert diese nur. Emily ist nicht nur enttäuscht, sie hat obendrein ein schlechtes Gewissen und jede Hoffnung verloren. Sie hat ihr Leben verpfuscht und das ist jetzt die Quittung dafür, denkt sie.

Können Sie sich mit Emilys Geschichte identifizieren? Haben Sie wichtige Lebensentscheidungen getroffen, die Sie im Nachhinein für falsch halten? Bereuen Sie sie, sind Sie enttäuscht, machen Sie sich Vorwürfe? Falls ja, liegt es vielleicht auch an der repetitiven rückwärtsgewandten Denkweise, dass es Ihnen schlecht geht. Obwohl Reue recht verbreitet ist, verstehen die meisten nicht, was es damit auf sich hat. Deshalb lassen Sie uns das zunächst einmal klären.

5.1 Hätte, sollte, wäre, könnte

Reue bedeutet eigentlich nichts anderes als Selbstmitleid. Jede Entscheidung bringt immer den Ausschluss anderer Optionen mit sich. Stellt man später fest, dass eine andere zielführender gewesen wäre, bedauert man seine Wahl (Gilovich 1995; Roese et al. 2009). Mit anderen Worten – wenn wir etwas bereuen, denken wir, wir hätten anders handeln sollen. Dieser Gedanke kommt am ehesten dann auf, wenn die aktuelle Situation nicht unserem Wunsch entspricht und wir uns persönlich verantwortlich fühlen, weil wir es versäumt haben, den Weg einzuschlagen, auf dem wir ein besseres Ergebnis erzielt hätten. Emily zum Beispiel entschied sich, die Uni nach dem zweiten Jahr zu verlassen, damit ihr Mann Jura studieren konnte. Nun bereut sie das. Denn hätte sie ihr Studium fortgesetzt, so glaubt sie, könnte sie jetzt einem anderen Beruf nachgehen, der sie mehr zufriedenstellt als dieser miese Brotjob, mit dem sie sich schon seit so vielen Jahren herumquält.

Reue ist nicht immer schlecht. Wenn sie dazu motiviert, die Richtung zu wechseln statt sich selbst zu kasteien, ist sie sogar ausgesprochen hilfreich. Führen Entscheidungen oder Handlungen jedoch an völlig unerwünschte Ziele, nehmen die Selbstvorwürfe überhand, bis die Gedanken sich ewig im Kreis drehen. Bei derart exzessiver Reue heftet sich der Blick starr auf die eigene Schuld an einem Ergebnis, das besser *hätte* ausfallen *können* (Roese et al. 2009): „Ich *hätte* eine andere Entscheidung treffen *sollen*, dann *wäre* ich anders vorgegangen und *könnte* jetzt besser dastehen." Das nennen wir „Hätte-sollte-wäre-könnte-Denken".

Repetitiv gewordenes reumütiges Denken ist dem Grübeln sehr ähnlich. Beide Denkweisen sind stark negativ, rückwärtsgewandt und selbstanklagend. Wenn Sie unter anhaltenden Depressionen, Schuldgefühlen, Ängsten oder allgemein negativen Emotionen leiden, könnten Grübeln und Reue wichtige Faktoren dabei sein (Kraines, Krug & Wells 2017; Roese et al. 2009).

Gelegenheiten, Reue zu empfinden, gibt es zuhauf. Dank der Rechte und Freiheiten einer Demokratie verfügen wir über einen großen Spielraum, oder innerhalb dessen wir alle möglichen Entscheidungen über die Richtung treffen können, in die unser Leben gehen soll. Wir wählen, was wir lernen, welchen Beruf wir ergreifen, wen wir heiraten, wo wir wohnen und sogar, ob wir Kinder bekommen. Jede Entscheidung beinhaltet die Möglichkeit, sie zu bereuen (Gilovich 1995). Was wir bereuen, ist jedoch kein Zufall. In den USA bereuen Menschen am häufigsten Entscheidungen in den Bereichen Bildung, Beruf, Partnerschaft, Kindererziehung, Selbstoptimierung und Freizeit, und am wenigsten in den Bereichen Finanzen, Familie, Gesundheit, Freundschaften, Spiritualität und soziales Umfeld (Roese & Summerville 2005). Woran liegt das? Fehlentscheidungen in den sechs erstgenannten Lebensfeldern werden eher für rektifizierbar gehalten; außerdem sind diese Bereiche wichtig für die Lebensqualität. Hat man z. B. das Falsche gelernt oder studiert, kann man jederzeit umsatteln oder sich weiterbilden, egal wie alt man ist. Es ist nie zu spät. Unabänderliche Entscheidungen, wie beispielsweise im Finanzbereich, wo es Jahre dauern kann, bis alles wieder im Lot ist – falls das überhaupt möglich ist –, werden weniger stark bereut.

Beispiel Kaufreue

Sieben Faktoren des Entscheidungsfindungsprozesses können die Wahrscheinlichkeit erhöhen, dass man den Entschluss hinterher zutiefst bereut, etwa nach einem Kauf (wenn einen das mulmige Gefühl beschleicht, dass er ein Griff ins Klo war). Je mehr Faktoren involviert sind, desto wahrscheinlicher kommen repetitive reumütige Gedanken auf, die mit Depressionen, Schuldgefühlen, Ängsten und anderen belastenden Zuständen einhergehen.

1. *Bedeutsames negatives Ergebnis:* Reumütige Gedanken werden erst dann chronisch, wenn die Entscheidung zu einem persönlich sehr bedeutsamen Ergebnis führt, das man sich jedoch nicht gewünscht hat – ansonsten würde man sich ja freuen. Wenn wir glauben, dass wir etwas, das in unserer aktuellen Lebenssituation wichtig ist, falsch eingeschätzt haben, dann empfinden wir Reue. So bedauert Emily ihre Heiratsentscheidung erst, als es in ihrer Ehe zu Spannungen und Konflikten kommt. Im Gefängnis ihrer lieblosen Beziehung denkt sie immerzu über die Ursachen dieses Unglücks nach und stellt ihre Partnerwahl infrage.

2. *Misserfolg durch Untätigkeit:* Wenn wir einen Fehler machen, setzt die Reue meist sofort ein, und zwar heftig. Auf längere Sicht bereuen wir jedoch eher das, was wir nicht getan haben. Denn weshalb wir uns *gegen* etwas entschieden haben, von dem wir im Nachhinein wissen, dass es besser gewesen wäre, ist viel schwieriger zu verstehen als eine Entscheidung *für* das Falsche (Gilovich 1995). Vielleicht gab es ja Alternativen, die wir übersehen oder verworfen haben. Auf diese konzentrieren sich reuevolle Gedanken. Wird Emily von Gefühlen der Reue überflutet, stellt sie sich vor, wie ihr Leben aussehen könnte, wenn Sie ihre erste feste Beziehung zu ihrem Kommilitonen damals nicht abgebrochen hätte.

3. *Fantasievorstellungen:* Reue verschlimmert sich, wenn wir an die Existenz einer besseren Alternative glauben (Roese 1997). Da wir ja nicht wissen können, worauf diese hinausgelaufen wäre, geht unsere Fantasie mit uns durch und gaukelt uns vor, wie viel besser wir heute dran wären, wenn wir uns anders entschieden bzw. verhalten hätten. Beispiele: „Hätte ich mich nur besser auf das Vorstellungsgespräch vorbereitet, hätte ich meinen Traumjob bekommen." „Hätte ich einen billigen Gebrauchtwagen gekauft, wäre ich jetzt nicht so knapp bei Kasse." „Wäre ich mit Mitte zwanzig kontaktfreudiger und aufgeschlossener gewesen, hätte ich jetzt eine Liebesbeziehung." Diese Idealvorstellungen von dem, was hätte sein können, treten mit größerer Wahrscheinlichkeit bei Depressionen oder in schwierigen Lebenslagen auf. Leider ist diese Denkweise ungesund und verstärkt negative Gefühle wie Scham, Schuld und Reue (Watkins 2008).

4. *Falsche Hoffnungen:* Hoffnung hilft, mit Schwierigkeiten und Enttäuschungen fertigzuwerden. Sie ist wichtig. Aber es gibt auch eine Art der falschen Hoffnung, die zum Verhängnis werden kann. Tatsächlich ist die Reue stärker, wenn wir glauben, dass wir noch genug Zeit haben, um eine schlechte Entscheidung zu korrigieren. Das ist das sogenannte „Prinzip, dass Gelegenheit Reue gebiert" (Roese & Summerville 2005, S. 1274). Das heißt, da ist zwar Hoffnung, aber sie trügt, weil sie bei den aktuellen Schwierigkeiten nicht weiterhilft. Dass „Gelegenheiten Reue gebären" ist mit ein Grund, weshalb Entscheidungen im Bereich der Bildung am häufigsten bedauert werden. Wir können uns jederzeit weiterbilden, ob an einer Schule oder online, um eine wahrgenommene Bildungslücke zu füllen. Wenn wir jedoch nur über die Möglichkeit nachdenken, ohne etwas zu tun, dann sitzen wir einer falschen Hoffnung auf. Umgekehrt kommt eher keine Reue auf, wenn sich an einer schon getroffenen Entscheidung nicht mehr rütteln lässt. So bereut Emily ihren Studienabbruch viel stärker als die schnell hintereinander folgenden Geburten, weil die Weiterbildung nachholbar ist, die Kinder sich aber nicht rückgängig machen lassen.

5. *Erklärungsnot:* „Hinterher ist man immer schlauer" – das haben Sie bestimmt schon oft gehört. Solche Gedanken über die Vergangenheit sind gewissermaßen verzerrt und kommen auch bei Reue auf. Können wir uns nicht rechtfertigen, bereuen wir falsche Entscheidungen oder früheres Fehlverhalten stärker (Connolly & Zeelenberg 2002), weil wir uns nicht mehr an die Gründe erinnern können, die wir damals hatten. Jetzt ist man im Vorteil – man weiß, dass die Entscheidung nicht zu dem erwünschten Ergebnis

geführt hat, aber damals verfügte man über dieses Wissen nicht. Also denkt man: „Ich hätte es besser wissen müssen." Aber dieses Urteil basiert auf dem aktuellen Wissensstand, der im Vergleich zum damaligen viel umfassender ist. Damit unterliegt man der „Befangenheit des Rückblicks" und bereut stärker. Kommt man hingegen zu dem Schluss: „Ich glaube, ich habe auf der Grundlage meiner damaligen Kenntnisse die bestmögliche Entscheidung getroffen", sinkt die Wahrscheinlichkeit für reuevolle Gedanken.
Emily bereut ihren Studienabbruch, weil sie diese Entscheidung fünfzehn Jahre später kaum rechtfertigen kann. Sicher hatte sie damals noch andere Optionen, davon ist sie überzeugt. Sie hätte ihr Grundstudium in Teilzeit absolvieren und nebenher Geld verdienen können, während ihr Mann Jura studierte. Warum sie sich für den Abbruch des Studiums entschieden hat, weiß sie inzwischen nicht mehr. Durch die Art und Weise, wie sie über die Vergangenheit nachsinnt, wird Emily zum Opfer des befangenen Rückblicks.

6. *Wahrgenommene Verantwortung und Kontrolle:* Die Reue ist größer, wenn man glaubt, man hätte Einfluss auf eine Entscheidung mit ungünstigen Folgen nehmen können und übernimmt deshalb die Verantwortung für diese. Was sich außerhalb der eigenen Kontrolle befindet, wird kaum bereut. Über ein unerwünschtes Ergebnis, das auf äußere Kräfte zurückzuführen ist, ist man zwar unglücklich, aber man fühlt sich nicht schuldig. Ein übertriebenes Verantwortungsgefühl löst also heftige Schuldgefühle aus, die zentral für repetitive Reue sind.

7. *Schuldgefühle:* Wenn wir an einer Entscheidung zweifeln und sie stellt sich später als falsch heraus, werden wir sie umso stärker bereuen, je mehr Schuldgefühle wir deswegen haben. Als es in ihrer Ehe kriselte, fragte sich Emily mit zunehmendem Zweifel, ob es richtig gewesen war, mit dem ersten Freund Schluss zu machen und mit ihrem derzeitigen Mann zusammenziehen. Schuld und Reue schienen sich gegenseitig zu verstärken. Je mehr sie zweifelte, desto größer die Reue und umgekehrt.

Abbildung 5.1 veranschaulicht den Zusammenhang zwischen negativen Folgen, reumütigen Gedanken und sieben Kausalfaktoren: Mit der Anzahl der Faktoren wächst auch die Wahrscheinlichkeit für repetitive Reue über eine bereits getroffene wichtige Entscheidung. Dann gehen uns immer wieder die gleichen reuevollen Gedanken durch den Kopf, und zwar umso intensiver, je gravierendere Folgen die Handlung oder Entscheidung für unsere Lebensziele und Bestrebungen hat.

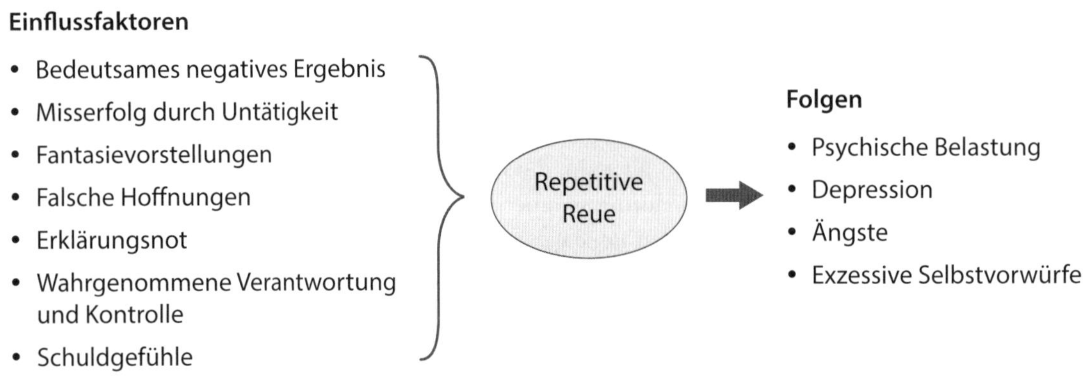

Abbildung 5.1: Wie repetitive Reue entsteht

5.2 Reue: Testen Sie sich

Angesichts der unzähligen Entscheidungen, die uns das Leben abverlangt, können nicht alle goldrichtig sein, selbst die wichtigen nicht. Es ist unvermeidbar, dass wir uns an der einen oder anderen Stelle falsch entscheiden und das später bereuen. Und das passiert Hochbegabten genau wie Durchschnittsmenschen (siehe Roese & Summerville 2005). Demnach ist Reue weder eine Frage der Intelligenz noch ist sie Glückssache. Man kommt also nicht um sie herum, und deshalb überprüfen wir jetzt, ob für Sie Reue zum Problem geworden ist. Beginnen wir mit den wichtigen Lebensbereichen: In welchen neigen Sie eher zu Entscheidungen oder Handlungen, die Sie potenziell bereuen könnten? Versuchen Sie, mithilfe einer auf den sieben Faktoren basierenden Checkliste herauszufinden, ob Sie in diesem Bereich repetitiv reumütig denken.

ÜBUNG: In welchen Lebensbereichen sind Sie anfällig für Reue?

Es folgt eine Liste mit zwölf Lebensbereichen, in denen uns verschiedenste Wege offenstehen, wie wir uns entscheiden und verhalten können. Überlegen Sie bei jedem Bereich, was Sie dort bereut haben oder noch immer bereuen. Tragen Sie kurze Beschreibungen der bereuten Entscheidungen und Handlungen in die zweite Spalte ein und Alternativmöglichkeiten, die Sie bevorzugt hätten, weil Ihre heutige Situation vermutlich besser aussähe, in die dritte.

Lebensbereich	Bereute erfolgte Entscheidung oder Handlung	Bereute unterlassene Entscheidung oder Handlung
Beruf		
Bildung		
Familie		
Finanzen		
Gesundheit		
Freundschaft		

Lebensbereich	Bereute erfolgte Entscheidung oder Handlung	Bereute unterlassene Entscheidung oder Handlung
Kindererziehung		
Freizeit		
Soziales Umfeld		
Liebesleben		
Spiritualität		
Selbstoptimierung		

Diese zwölf Lebensbereiche haben Roese und Summerville (2005) als Kategorien für ihre Metaanalyse von Studien zum Ranking von Reue genutzt.

Sind Ihnen Dinge eingefallen, die Sie in einem oder mehreren Lebensbereichen bereuen? Ist es Ihnen schwergefallen, sich andere Entscheidungen oder Handlungen vorzustellen, die Ihnen lieber gewesen wären und die vielleicht zu besseren Ergebnissen geführt hätten? Was hat stärker Einfluss auf Ihre reumütigen Gedanken: die *erfolgten* Dinge in der zweiten oder die *unterlassenen* in der dritten Spalte? Falls Sie etwas permanent bereuen, aber nicht beschreiben können, was Sie getan oder nicht getan haben, könnten Sie Ihre*n Partner*in, jemanden aus Ihrer Familie oder Ihren Therapeuten um Hilfe bitten. Später im Buch folgen Interventionen, die auf diesem Arbeitsblatt aufbauen. Heben Sie Ihr ausgefülltes Exemplar deshalb auf und halten Sie es griffbereit. Falls Sie es ohne Hilfe nicht ausfüllen konnten, hat Ihr Kummer vielleicht nichts mit Reue zu tun.

Emily nennt zwei Lebensbereiche, wo ihre Reue am größten ist: Bildung und Beruf. Sie bereut den Abbruch ihres Studiums (zweite Spalte) und dass sie keinen Lehramtsabschluss im Fach Englisch hat (dritte Spalte). Im Bereich Beruf bereut sie die Entscheidung, teilzeit als unqualifizierte Aushilfe im Kindergarten zu arbeiten (zweite Spalte) und nicht, wie eigentlich ersehnt, als examinierte Lehrerin (dritte Spalte). Wenn es ihr richtig dreckig geht, sind ihre reumütigen Gedanken von Selbstkritik und Schuldgefühlen beherrscht, weil sie ihren Traum, Englisch an der High School zu unterrichten, nie gelebt hat. Haben auch Sie vielleicht bestimmte

Träume nicht verwirklicht, was Sie noch immer zutiefst bedauern? Ihre Antworten auf dem Arbeitsblatt bilden die Grundlage, um die Auslöser für Ihre repetitiven Reuegedanken zu erkennen.

In der nächsten Übung finden Sie heraus, ob die genannten Faktoren (siehe Abb. 5.1) bei Ihren Reuegedanken eine Rolle spielen und ob diese die Kriterien für RND erfüllen.

ÜBUNG: Reue – die Checkliste

Die folgenden Aussagen beziehen sich auf die Art und Weise Ihrer Reue. Nutzen Sie als Grundlage Ihre Aufzeichnungen aus der vorigen Übung und markieren Sie den Wert, der Ihrer Erfahrung am nächsten kommt. Die fünf Punkte auf der Skala bedeuten:

-2 = völlig unzutreffend
-1 = unzutreffend
0 = weder treffend noch unzutreffend (neutral)
+1 = zutreffend
+2 = völlig zutreffend

Aussage	Wert				
1. Ich bereue meine Entscheidungen und Handlungen oft.	-2	-1	0	+1	+2
2. Ich denke oft darüber nach, welche Entscheidungen und Vorgehensweisen besser gewesen wären.	-2	-1	0	+1	+2
3. Ich wünsche mir oft, dass ich bestimmte Lebensabschnitte wiederholen könnte.	-2	-1	0	+1	+2
4. Ich denke oft über Dinge nach, die ich falsch gemacht habe.	-2	-1	0	+1	+2
5. Oft male ich mir in Tagträumen aus, wie es hätte sein können.	-2	-1	0	+1	+2
6. Häufig denke ich mir: „Wenn ich doch nur …“	-2	-1	0	+1	+2
7. An schlechten Entscheidungen gebe ich mir selbst die Schuld.	-2	-1	0	+1	+2
8. Vor wichtigen Entscheidungen kommen mir oft Zweifel.	-2	-1	0	+1	+2
9. Wenn ich etwas bereue, kann ich überhaupt nicht mehr verstehen, wie ich mich nur so dermaßen irren konnte.	-2	-1	0	+1	+2
10. Oft denke ich darüber nach, wie viel besser mein Leben verlaufen wäre, wenn ich bessere Entscheidungen getroffen hätte.	-2	-1	0	+1	+2
11. Ich denke oft darüber nach, was ich verändern könnte, damit eine schlechte Entscheidung, die ich getroffen habe, weniger negative Folgen hat.	-2	-1	0	+1	+2
12. Wann immer ich darüber nachdenke, was hätte sein können, erscheint mir das so viel besser als meine derzeitigen Lebensumstände.	-2	-1	0	+1	+2

Die Aussagen und Antwortmöglichkeiten basieren auf den von Roese et al. (2009) entwickelten Skalen zu Reue und repetitiven Gedanken.

Da die Checkliste für dieses Selbsthilfebuch entworfen wurde, gibt es keine festgelegten Grenzwerte. Wenn Sie alle Punkte zusammenzählen und der Gesamtwert bei null oder darunter liegt, leiden Sie wahrscheinlich nicht unter einer chronischen, repetitiven Denkweise. Je höher das Ergebnis im Plusbereich liegt, desto größer ist die Wahrscheinlichkeit, dass Sie deutlich Reue verspüren, die mitunter sehr bitter, repetitiv und belastend ist.

5.3 Prüfen Sie Ihre Optionen

Wie gesagt ist die Reue bei der Erinnerung an unterlassene Dinge intensiver, zumal wenn man glaubt, dass sich das noch immer durch eine bessere Alternative korrigieren lässt. Dies weckt jedoch nur falsche Hoffnungen, die der Reue nichts anhaben können. Prüfen Sie deshalb erst einmal, ob diese Alternative Ihnen überhaupt noch offensteht oder ob auch andere Optionen infragekommen, die Ihre Reue beenden. Es könnte ja auch sein, dass diese Wunschalternative, über die Sie so viel nachdenken, aussichtslos ist. Um das einschätzen zu können, verwenden wir eine Problemlösestrategie namens „mentales Kontrastieren" (Krott & Oettingen 2018).

ÜBUNG: Optionen prüfen

Die Untersuchung versäumter Möglichkeiten erfolgt in mehreren Schritten. Arbeiten Sie alle in der vorgegebenen Reihenfolge durch und nehmen Sie sich für jeden einzelnen Schritt viel Zeit. Ihr Ziel: zu akzeptieren, dass Sie einen bestimmten Weg nicht eingeschlagen haben, und einen anderen zu überlegen, der zurzeit gangbar ist.

1. Schritt: Der ursprüngliche Wunsch

Wählen Sie aus der Übung „In welchen Lebensbereichen sind Sie anfällig für Reue?" (Seite 83) etwas, das Sie am häufigsten und am bittersten bereuen. Schauen Sie sich an, was Sie in der dritten Spalte notiert haben: was Sie am liebsten getan hätten, aber unterlassen haben und deswegen nun Reue empfinden. Beantworten Sie nun die folgenden Fragen, um tiefer darüber nachzudenken, warum diese Alternative besser sein soll als das, was Sie tatsächlich getan haben.

1. Welche positiven Aspekte hat die gewünschte bzw. unterlassene Entscheidung im Vergleich zu der tatsächlich getroffenen?

   ____

   ____

   ____

2. Was wäre jetzt besser, wenn Sie sich doch für diese Möglichkeit entschieden hätten?

   ____

   ____

   ____

3. Was hätten Sie damals anders gemacht?

4. Wie hoch ist Ihre Erwartung, dass Sie das gewünschte Ergebnis auf diese Weise erzielt hätten? Markieren Sie die zutreffende Antwort.

HOHE ERWARTUNG NIEDRIGE ERWARTUNG

2. Schritt: Aktuelle Hindernisse

Stellen Sie sich vor, Sie könnten Ihren damaligen Wunsch noch immer verwirklichen. Warum tun Sie es nicht? Beschreiben Sie so detailliert wie möglich, was Sie tatsächlich oder mutmaßlich davon abhält, Ihr Ziel zu verfolgen. Verwenden Sie bei mehr Platzbedarf ein separates leeres Blatt.

1.
2.
3.
4.
5.

3. Schritt: Erwägen Sie ein alternatives Ziel und bewerten Sie es

Können Sie angesichts der im zweiten Schritt aufgeführten Hindernisse realistischerweise davon ausgehen, dass Ihnen noch genug Zeit bleibt, um das nachzuholen, was Sie gerne getan hätten, aber leider unterlassen haben? Falls nicht, schreiben Sie auf, warum es besser wäre, diesen Wunsch fallenzulassen. Welche Vorteile hätten Sie?

Überlegen Sie sich ein anderes Ziel, das zwar nicht genau Ihrem sehnlichsten Wunsch entspricht, aber trotzdem eine Verbesserung der aktuellen Situation darstellen würde, etwas, das Ihnen persönlich sehr am Herzen liegt, für das Sie sich stark engagieren können und von dem Sie sich Erfolg erwarten. Mit diesem Alternativziel sollten sich auch die meisten Hindernisse aus dem zweiten Schritt umgehen oder überwinden lassen. Formulieren Sie es in präzisen Worten und notieren Sie anschließend die Schritte, die Sie unternehmen werden, um es zu erreichen.

Mein Alternativziel:

____

Was ist notwendig, damit ich mein Alternativziel erreiche? Was tue ich?

1. ______________________________

2. ______________________________

3. ______________________________

4. ______________________________

5. ______________________________

Haben Sie alle drei Schritte dieser Übung abschließen können? Wer etwas immer wieder bereut und sich Vorwürfe macht, geht mit der Fehlentscheidung bzw. Unterlassung um, als wäre sie noch korrigierbar. Versuchen Sie einmal, Ihren Fokus nicht mehr auf das zu richten, was Sie damals hätten tun sollen, sondern auf das, was Sie jetzt zur Verbesserung Ihrer Situation tun können und nutzen Sie dazu die Liste mit den Hindernissen (2. Schritt) sowie Ihre Gedanken über eine andere Herangehensweise (3. Schritt). Falls Sie mit den Schritten nicht zurechtgekommen sind, könnten Sie sich an Ihre Therapeutin oder eine nahestehende Person wenden.

Da Emily mehrere Entscheidungen bereut, hat sie die Übung „Optionen prüfen" für jede einzelne durchgeführt. Schauen wir uns als Beispiel das Thema „Abbruch des Englischstudiums" an. Bei der Übung zu den Lebensbereichen, in denen sie für Reue anfällig ist, hatte sie in die dritte Spalte geschrieben: „Ich würde gerne zurück an die Uni gehen und fertigstudieren, mein Examen machen und später Englisch unterrichten." Sie überlegt, warum ihr das so wichtig war und kommt zu folgendem Schluss:

1. *Positive Aspekte:* Mit einem Abschluss bräuchte ich mich nicht mehr wegen meines abgebrochenen Studiums zu schämen; es würde mein Selbstvertrauen stärken; als Lehrerin würde ich mehr Geld verdienen, was ich wirklich benötige.
2. *Was jetzt besser wäre:* Ich würde mich unabhängiger, wertvoller und weniger zu Hause eingesperrt fühlen; nicht mehr wie eine Versagerin.
3. *Was ich damals anders gemacht hätte:* Ich hätte erkennen sollen, wie wichtig Leistung und beruflicher Erfolg für mein Selbstwertgefühl und meine Lebenszufriedenheit sind. Diese Interessen hätte ich meinem Mann gegenüber selbstbewusster vertreten sollen.
4. *Meine Erwartung:* Ich glaube, ich hätte den Studienabschluss geschafft und später beides miteinander vereinbaren können, eine Vollzeitstelle als Lehrerin und Kinder.

Im zweiten Schritt der Übung benannte Emily mehrere Hindernisse für ihre Rückkehr an die Universität und den Abschluss des Examens.

1. Bei all meinen Verpflichtungen zu Hause wäre mein Leben superstressig und chaotisch.
2. Ich bin zeitlich nicht flexibel: Wie könnte ich alle Seminare in meinem Terminplan unterbringen?
3. Das Studium kostet Geld und das ist knapp.
4. Selbst mit dem Abschluss gibt es nur wenige offene Lehrerstellen in meiner Region und ich kann nicht einfach woanders hinziehen, wo es mehr davon gibt.
5. Wie könnte ich in meinem fortgeschrittenen Alter und ohne Lehrerfahrung mit jüngeren kinderlosen Bewerber*innen konkurrieren?

Nach einer genaueren Betrachtung der Hindernisse erkannte Emily, dass sie ihren Wunsch, Lehrerin zu sein, aufgeben musste. Im dritten Schritt der Übung entwarf sie einen realistischeren Alternativplan:

Ich kann meinen Englischabschluss auch online und berufsbegleitend machen, z. B. über eine Fernuni. Dann erkundige ich mich nach Weiterbildungsmöglichkeiten im Personalwesen. Ich habe gerne mit Menschen zu tun und irgendwie schon immer geahnt, dass ich ein Geschäftstalent bin. Zu denken, dass ich nur mit einem Lehramtsposten glücklich und zufrieden sein kann, ist engstirnig und unrealistisch.

Halten Sie wie Emily an einer nicht umgesetzten Entscheidung bzw. unterlassenen Handlung fest, die sich nicht mehr nachholen lässt? Indem Sie sie aufgeben und auf eine realistischere Option hinarbeiten, lassen Sie los, was Sie hätten tun „sollen". Nur so können Sie sich aus dem Griff der Reue befreien. Und wenn Sie sich darauf konzentrieren, was Sie jetzt tun können, gehen Sie mit dem Fluss Ihres Lebens und bewegen sich weiter, statt mit repetitiven Gedanken von Schuld und Reue in der Vergangenheit festzuhängen.

5.4 Die Diskrepanz verkleinern

Wenn wir eine Entscheidung bereuen, wissen wir irgendwann gar nicht mehr, weshalb wir sie getroffen haben (die erwähnte Erklärungsnot, siehe Abb. 5.1). Warum ist das so? Erstens hat niemand ein perfektes Gedächtnis. Zweitens verzerren sich Erinnerungen im Lauf der Zeit, sie verschwimmen, erst recht, wenn man sich für das, was man getan oder eben nicht getan hat, geißelt. Man macht sich selbst Vorwürfe, weil man vom jetzigen Wissensstand aus urteilt und nicht vom damaligen (dies ist der sogenannte „Rückschaufehler"). Also fasst man sich völlig entgeistert an den Kopf, wie man sich nur so irren konnte und denkt immer wieder: „Wie konnte ich nur so dumm sein?" Diese Erklärungsnot führt aber nicht nur in die Reuefalle hinein, sondern liefert auch einen Ansatzpunkt, um wieder herauszukommen.

Ein weiterer Grund, weshalb man in Erklärungsnot gerät, ist die Diskrepanz zwischen dem, was passiert ist und dem Bild, das man sich von sich selbst macht. Wer sieht sich nicht gern als einen besonnenen, intelligenten und verantwortungsbewussten Menschen, der gute Entscheidungen trifft? Stellt sich indes eine davon als falsch heraus, entsteht eine Diskrepanz zwischen dieser Wahrnehmung und dem Selbstbild. Kann man die Fehlentscheidung rechtfertigen, indem man sie an äußeren, unkontrollierbaren oder zum Zeitpunkt unbekannten Faktoren festmacht, kommt man zu dem Schluss: „Ich habe diese Entscheidung aufgrund der mir vorliegenden Informationen getroffen." Diese Rechtfertigung verringert die Diskrepanz und damit auch die Reue, weil man die Entscheidung unter den damaligen Gesichtspunkten für die bestmögliche hält. Finden Sie nun heraus, ob Sie eine bereute Entscheidung besser rechtfertigen können als Sie glauben.

ÜBUNG: Überdenken Sie Ihren Entscheidungsprozess

Teil A: Die Reueerzählung

Wählen Sie aus dem Arbeitsblatt „In welchen Lebensbereichen sind Sie anfällig für Reue?“ (Seite 83) die Entscheidung, die Sie am meisten bereuen. Setzen Sie sich zwei oder drei Termine für dreißigminütige Erinnerungssitzungen, in denen Sie sich so detailliert und so lebhaft wie möglich die Zeit von damals vor Augen rufen, als Sie entschieden bzw. taten, was sie später bedauerten. Beantworten Sie die folgenden Fragen, um Ihrem Gedächtnis beim Rekonstruieren der Vergangenheit auf die Sprünge zu helfen.

- Wo waren Sie zum Zeitpunkt der bereuten Entscheidung oder Handlung, was taten Sie und wer war bei Ihnen?

  ____

  ____

- Was war an der damaligen Situation und ihren Umständen auffällig?

  ____

  ____

- Haben Sie Ihr Vorhaben mit irgendjemandem besprochen? Welchen Rat haben Sie bekommen?

  ____

  ____

- Haben Sie alle damals verfügbaren Optionen bedacht? Welche gab es?

  ____

  ____

- Wie ging es Ihnen damals? Hatte Ihre seelische Verfassung Einfluss auf den Entscheidungsprozess?

  ____

  ____

- Welche äußeren Faktoren haben Ihre Entscheidung beeinflusst?

  ____

  ____

- Gab es etwas, das Ihre Wahlfreiheit eingeschränkt und Sie dazu gedrängt hat, unter diversen Optionen diese eine auszuwählen?

- Haben Sie damals die Vor- und Nachteile Ihrer Entscheidung überdacht? Wenn ja – listen Sie so viele auf wie Ihnen einfallen.

Erzählen Sie auf der Grundlage der obigen Antworten, wie Sie die Zeit der bedauerten Entscheidung erlebt haben, und beschreiben Sie Ihre Erinnerungen so präzise wie möglich.

Teil B: Rechtfertigungstest

Beantworten Sie auf der Grundlage Ihrer Erzählung weitere Fragen.

1. Lagen Ihnen damals genügend Informationen für eine wohlüberlegte Entscheidung oder Handlung vor, gleichwohl Sie sie heute bereuen?	Ja	Nein
2. War Ihnen bewusst, dass Ihre Entscheidung oder Handlung nachteilig war und Sie sie später bereuen würden?	Ja	Nein
3. Haben Sie absichtlich eine schlechtere Option gewählt, weil das kurzfristig leichter war, obwohl Sie um ihre unerwünschten Spätfolgen wussten?	Ja	Nein
4. Erkennen Sie nun, dass es damals noch andere Faktoren gab, die Sie beeinflusst oder Sie in Ihrer Fähigkeit behindert haben, eine bessere Option zu wählen?	Ja	Nein
5. So sehr Sie Ihre Entscheidung oder Handlung bereuen: Stand sie damals trotzdem im Einklang mit Ihren persönlichen Werten und Lebensprinzipien?	Ja	Nein
6. Überbewerten Sie die Tragweite Ihrer Entscheidung oder Handlung, weil Sie sie bereuen?	Ja	Nein
7. Sind Sie trotz Ihrer bereuten Entscheidung oder Handlung noch immer ein besonnener und verantwortungsvoller Mensch?	Ja	Nein
8. Glauben Sie heute, dass sie die bedauerliche Entscheidung oder Handlung nicht allein zu verantworten haben?	Ja	Nein
9. Handelt es sich vielleicht um einen Rückschaufehler, wenn Sie heute eine Entscheidung oder Handlung bedauern, deren zukünftigen Folgen Sie damals nicht voraussehen konnten?	Ja	Nein
10. Können Sie sich vorstellen, dass andere kompetente Menschen auf der Grundlage Ihres damaligen Kenntnisstandes genauso entscheiden oder handeln würden wie Sie?	Ja	Nein

Falls Sie die Fragen 2 und 3 mit Nein und alle anderen mit Ja beantwortet haben, dann wissen Sie jetzt, dass die bedauerliche Entscheidung gerechtfertigter war als Sie dachten. Schreiben Sie auf, warum Sie Ihre Entscheidung oder Handlung in Anbetracht Ihres damaligen Kenntnisstands jetzt für die bestmögliche halten.

Repetitive Reuegedanken kommen gerade dann auf, wenn man nicht versteht, warum man sich so falsch entscheiden bzw. so untätig bleiben konnte. Infolge der Unfähigkeit, Fehlentscheidungen zu rechtfertigen, werden sie wesentlich begünstigt. In der vorigen Übung haben Sie herausgearbeitet, aus welchen Gründen Sie sich damals nicht besser entschieden haben und jetzt Reue empfinden. Sie sind Ihre Rechtfertigung für Ihren Entscheidungsfindungsprozess auf der Grundlage der damaligen Informationen und Umstände. Hat die Übung Sie zu dieser Schlussfolgerung geführt? Verstehen Sie sich selbst nun besser, haben Sie eine nachsichtigere und mitfühlendere Einstellung sich selbst gegenüber? Falls ja, dann hört sich das vielleicht so an:

Leider habe ich eine falsche Entscheidung getroffen und so eine Chance verpasst, aber nun weiß ich, ich habe getan, was ich unter den Umständen und mit meinen Kenntnissen für das Beste hielt. Wenn ich mich jetzt im Nachhinein für meine früheren Handlungen und Entscheidungen verurteile, bin ich unfair zu mir selbst. Es ist an der Zeit, die Vergangenheit ruhen zu lassen, zu akzeptieren, dass ich nichts daran ändern kann und stattdessen konstruktiver mit meinen gegenwärtigen Schwierigkeiten umzugehen.

Würde Emily ihre Entscheidung besser nachvollziehen, könnte sie sich mit ihrem Studienabbruch versöhnen. Wenn sie es sich so recht überlegt, fallen ihr bestimmte Dinge wieder ein: Ihr Mann und sie waren als Studierende knapp bei Kasse. Außerdem hatte sie Zweifel, ob das Fach Englisch richtig für sie war. Sie verlor ihr Interesse daran und deswegen ließen ihre Leistungen nach. Und eigentlich wollte sie nur ein paar Semester Pause machen, dachte immer, sie könnte jederzeit wieder an die Uni zurückkehren. Dann fand sie zum Glück einen gut bezahlten unbefristeten Job. Und schließlich war ihr einfach die Zeit zwischen den Fingern zerronnen. So wie ihr ging es vielen jungen Frauen: Das Leben geht seinen Gang, die Umstände verändern sich und so landen sie an dem Punkt, an dem sie sich jetzt befinden. Durch die gründliche Neuwertung der Gründe für den Studienabbruch gelangt Emily zu der Einsicht, dass ihre Entscheidung gerechtfertigt war. Nun ist der Moment gekommen, sich selbst zu vergeben, über die bereute Vergangenheit hinauszuwachsen, sich mit der Gegenwart zu befassen und eine Weiterbildung zu planen.

Wie Emily werden auch Sie Ihre Reue nur dann überwinden, wenn Sie feststellen: Sie haben damals Ihr Bestes gegeben, doch nun ist die Zeit reif, um das, was Sie hätten tun sollen, hinter sich zu lassen. Alles „Hätte-sollte-wäre-könnte" ist für immer verloren. Besser, das Augenmerk auf eine alternative Handlungsweise zu richten, die positive Emotionen und das Wohlbefinden stärken, als endlos repetitive Reuegedanken zu wälzen.

Zusammenfassung

Was Sie in diesem Kapitel erfahren haben:

- Repetitive Reuegedanken sind eine Art des Grübelns, verbunden mit ständigen Vorwürfen an die eigene Adresse, weil etwas nicht optimal gelaufen ist. Der dominierende Modus des „Hätte-sollte-wäre-könnte-Denkens" wirkt selbstabwertend und trägt zu negativen emotionalen Zuständen bei wie Depressionen, Ängsten und Schuldgefühlen.
- Sieben Prozesse erhöhen das Risiko, der repetitiven Reue zum Opfer zu fallen: (1) die Erfahrung gravierender und anhaltender negativer Folgen aufgrund einer getroffenen Entscheidung, (2) die Fixierung auf eine unterlassende Handlung, (3) die Vorstellung eines im Vergleich zur Realität besseren Alternativszenarios, (4) der Glaube an die noch immer mögliche Korrektur einer Fehlentscheidung, (5) die Unfähigkeit zur Rechtfertigung der Fehlentscheidung, (6) die alleinige Übernahme der Verantwortung und die Überzeugung, den Entscheidungsprozess beeinflussen zu können sowie (7) Selbstvorwürfe im Nachhinein der Entscheidung.
- Zwei Tools – „In welchen Lebensbereichen sind Sie anfällig für Reue" und die „Reue-Checkliste" – helfen Ihnen einzuschätzen, ob Sie unter repetitiven Reuegedanken leiden.

- Die Prüfung der Optionen ist eine Strategie zur Korrektur der Wahrnehmung, dass durch eine falsche bzw. unterlassene bessere Entscheidung vertane Chancen nachholbar sind. Sinnvoller ist es, sich für eine realistischere Alternative einzusetzen und den Blick darauf zu richten, was Sie zur Verbesserung Ihrer gegenwärtigen Situation tun können.
- Eine Neubetrachtung des damaligen Entscheidungsprozesses ist eine Strategie, um die Gründe für die bereute Entscheidung oder Unterlassung nachzuvollziehen. Sie werden die Reue nur dann ablegen können, wenn Sie wissen, weshalb Sie die Entscheidung getroffen haben und wenn Sie sie rechtfertigen können.

Ausblick

Aufgrund der Unveränderlichkeit der Vergangenheit ist chronische Reue eine selbstzerstörerische Art des RND. Durch eine Neubewertung früherer Entscheidungsprozesse und gegenwärtiger Optionen werden Sie (nach dem Motto: „Passiert ist passiert“) die Vergangenheit akzeptieren und sich trauen, im Hier und Jetzt zu leben. Sie werden trotz Ihrer früheren Fehlentscheidungen und Unterlassungen Ihren Frieden mit sich machen, mehr Nachsicht üben und ihre gegenwärtigen Probleme lösungsorientierter angehen.

Doch hartnäckige Reue ist nicht die einzige in der Vergangenheit verankerte negative Emotion. Wie Sie in den nächsten beiden Kapiteln sehen werden, können frühere Erfahrungen zwei weitere negative Emotionen hervorrufen: Scham und Demütigung.

6. Scham – und wie man ihr in die Augen schaut

Bestimmt haben Sie diesen Satz schon oft zu hören bekommen: „Du musst an dich glauben!" Und in der Tat kann man das gar nicht oft genug betonen. Sich als wertvoll wahrzunehmen ist Grundvoraussetzung für Glück und Wohlbefinden. So führen ein gesundes Selbstvertrauen und Selbstwertgefühl zu Erfolg, befriedigenden Beziehungen und positiven Emotionen. Wer indes daran zweifelt, hat eine geringere Lebenszufriedenheit, eher negative Emotionen und ein höheres Risiko für psychische Probleme.

Dieses Kapitel dreht sich um repetitive Gedanken, die mit Scham verbunden sind – einer sozialen Emotion mit verheerenden Auswirkungen auf das Selbstwertgefühl. In diesem Zusammenhang erfahren Sie von Joan, die sich immer dann schämte, wenn sie an die Affäre ihres Mannes dachte. Zuerst beschäftigen wir uns mit etwas, das zentral für diese Form von RND steht: der Abhängigkeit von der Meinung anderer. Anschließend können Sie anhand einiger Aufgaben herausfinden, ob Sie etwas mit anderen Menschen erlebt haben, wofür Sie sich immer noch schämen. Sich dem Griff der Scham zu entwinden ist das Ziel zweier Strategien, die Sie in der zweiten Hälfte dieses Kapitels kennenlernen.

6.1 Gesehen werden

Wie wir uns selbst beurteilen, das lernen wir aus den Erfahrungen, die wir ein Leben lang mit anderen Menschen machen. Von ihrem Urteil hängt unser persönlicher Selbstwert ab. Deshalb sind wir so darum besorgt, was andere von uns denken. Wir halten nach Hinweisen Ausschau, dass wir von denen, die Einfluss auf unser Leben haben, geliebt, angenommen und geschätzt werden. Diese positiven Rückmeldungen stärken unseren Glauben, etwas wert zu sein, Kritik, Ablehnung und Missbilligung hingegen schwächen ihn und dies löst eine Welle negativer Gefühle aus, u. a. repetitive selbstabwertende Gedanken.

Negative Interaktionen sind beängstigend, sie werfen die beunruhigende Frage auf, wie wir gesehen werden. Sorgen Sie sich um das Bild, das andere von Ihnen haben? Werden Sie unter Menschen leicht nervös? Denken Sie wiederholt: „Was die wohl von mir halten? Mögen sie mich? Mache ich einen guten Eindruck?" Falls Sie oft von solchen Zweifeln überrollt werden, ist eine geringe Selbstachtung womöglich die Ursache dafür, dass Sie bei Begegnungen mit anderen Menschen negative Urteile und Missbilligung erwarten.

Leider ist unsere Gesellschaft mitunter recht feindselig und gnadenlos. Das vorherrschende Streben nach Macht und Überlegenheit erhöht die Wahrscheinlichkeit für belastende Erfahrungen im sozialen Umfeld. Wo immer wir auf andere Menschen treffen, bekommen wir sofort die „Hackordnung" zu spüren, die das Ausmaß unserer Kontrolle, Macht, Anerkennung und Bedeutung bestimmt: Ranghöhere sind einflussreicher und angesehener als Rangniedere und schließen diejenigen aus, die sie als unterwürfig und machtlos wahrnehmen. Weil man oben besser dran ist, will jeder Mensch selbstverständlich nach oben, und das heißt, alles zu vermeiden, was die Anerkennung und Akzeptanz der anderen gefährden könnte. So wird das Selbstwertgefühl durch einen Aufstieg auf der gesellschaftlichen Leiter gestärkt, durch einen Abstieg aber geschwächt.

Einer der wichtigsten Statusindikatoren ist die Aufmerksamkeit, die wir von anderen bekommen (Gilbert 1997). Wann war das letzte Mal, dass Sie von anderen übersehen wurden? Erinnern Sie sich, wie sich das angefühlt hat? Den meisten Menschen ist das ausgesprochen unangenehm. Nicht beachtet zu werden kann Zweifel am Selbstwert auslösen und negative Gedanken wie: „Ich bedeute den anderen so wenig – sie nehmen noch nicht einmal meine Anwesenheit zur Kenntnis." Es ist ein Angriff auf den Sozialstatus. Je nach Wichtigkeit der Situation geraten wir ins Grübeln, was passiert ist und was wir eigentlich wert sind. Übersehen zu werden, macht sozial unattraktiv und gefährdet das Selbstwertgefühl. Noch schlimmer ist es jedoch, wenn man sich schämt. Scham schadet nicht nur dem Sozialstatus, sondern zerstört das Selbstwertgefühl, den Respekt vor sich selbst, die eigene Würde.

6.2 Scham: Eine „unwürdige" Emotion

Scham gehört in die Kategorie der *sozialen Emotionen*. Diese haben die Funktion, die Qualität zwischenmenschlicher Beziehungen aufrechtzuerhalten und mehr positive Aufmerksamkeit von anderen zu bekommen. Wie ihre Verwandte, die Demütigung, macht Scham in geselligen Situationen befangen und unsicher. *Es handelt sich um ein extrem quälendes Gefühl, das von ungünstigen (peinlichen) Erlebnissen oder Handlungen ausgelöst wird,* etwa wenn man in Gegenwart anderer Menschen (einem Publikum) eine taktlose oder „dumme" Bemerkung macht. Der befürchtete Verlust des *Ansehens* und des Sozialstatus geht mit einer stark negativen Selbsteinschätzung einher („Ich Idiot, bin ich blöd!"). *Infolgedessen entsteht ein starker Drang, alle ähnlich gearteten Situationen zu meiden oder ihnen zu entfliehen und sich zu verstecken.* Und dann läuft der Kopf über von repetitiven negativen Gedanken über das, was man als Schande empfindet.

Scham und Demütigung haben also viel gemeinsam: (a) Verlust von Selbstachtung und Status, (b) Gefühle der Machtlosigkeit und (c) der Unterlegenheit bzw. Minderwertigkeit sowie (d) der ungerechten Behandlung in Gegenwart anderer (Elshout, Neilissen & van Beest 2017). In anderer Hinsicht unterscheiden sie sich aber auch. Beschämte Menschen geben sich selbst die Schuld an einer peinlichen Situation und bewerten sich infolgedessen negativ. Gedemütigte Menschen hingegen finden die Schuld an ihrer Erniedrigung bei anderen und fühlen sich infolgedessen vor allem machtlos. So kann Scham zu Depressionen, Schuldgefühlen und sogar Suizidwünschen führen, Demütigung eher zu Wutanfällen und Rachegelüsten (Gilbert 1997). Mit der Demütigung befasst sich das nächste Kapitel. Wenden wir uns nun der Scham zu, und zwar anhand eines Beispiels für eine verbreitete Ursache: der Treuebruch.

Joans Geschichte: Der Schock, betrogen zu werden

Joan hat Eheprobleme. Sie und Eugene sind seit zweiundzwanzig Jahren zusammen. Die ersten zehn waren super, doch mit Geburt der Töchter begann die Beziehung, unter dem typischen Alltagsstress einer Familie zu leiden. Die beiden haben sich auseinandergelebt und geraten sich wegen jeder Kleinigkeit in die Haare. Eugene wirkt gleichgültig und zieht sich zurück, Joan ist oft ungeduldig und frustriert. Sie tauschen kaum noch Zärtlichkeiten aus und schlafen nicht mehr miteinander.

Joan merkt selbst, wie sie Eugene zunehmend kritisiert und sich über seine mangelnde Bereitschaft beschwert, Verantwortung für die Familie zu übernehmen. Eugene ist seltener zu Hause, schiebt seine Abwesenheit auf Überstunden und Dienstreisen am Wochenende. Daheim reagiert er gereizt und ist körperlich desinteressiert. Da er sie schon seit Monaten nicht mehr angefasst hat, macht sie sich Sorgen, dass er sich nicht mehr zu ihr hingezogen fühlt. Die Erotik, die sie früher so sehr genossen haben, ist verschwunden. Stört er sich vielleicht daran, dass sie älter und dicker geworden ist?, fragt sie sich. Er legt ja immer viel Wert auf die äußere Erscheinung und auf Schönheit. Sie schlägt eine Eheberatung vor, doch er weigert sich.

Die Monate vergehen und Joan wird misstrauisch, wenn Eugene nicht nach Hause kommt. Sie ruft ihn auf der Arbeit an, um sich zu vergewissern, ob er dort ist, findet seine Erklärungen unstimmig. Schließlich sieht sie in seinem Handy nach und stößt auf mehrere anzügliche Textnachrichten an ihre beste Freundin. Sie stellt ihn zur Rede und schließlich gibt er zu, dass er mit der anderen seit zwei Jahren eine Affäre hat. Das ist ein schwerer Schock für Joan, sie ist am Boden zerstört. Das Schlimme daran ist: Es handelt sich um ihre beste Freundin und andere Freundinnen wissen davon, haben ihr aber nichts erzählt.

Joan leidet nicht nur unter dem Verlust. Sie empfindet es auch als Schande, betrogen zu werden. Es ist ihr zutiefst peinlich, sie schämt sich in Grund und Boden. Dauernd muss sie daran denken, dass sie so wenig von Eugenes Seitensprung gewusst hat, obwohl er vor ihrer Nase geschehen ist. Wann immer sie jetzt mit Leuten zusammentrifft, kommt ihr der hartnäckige Gedanke, sie könnten sie für naiv und dumm halten. Sicher denken sie, sie sei selbst Schuld, weil sie ihrem Mann die Ehe verekelt und ihn in die Flucht getrieben habe. Also, schließt Joan, wird sie nicht mehr geachtet und gilt als mitleiderregendes Opfer. Sie kann das Urteil der anderen förmlich spüren und diese ständigen negativen Gedanken erfüllen sie mit Scham.

Wie Joan geht es Abertausenden: Vom Partner betrogen zu werden, ist eine solche Schande, dass es ihnen das Herz doppelt zerreißt.

6.3 Verlegenheit und Scham

Scham ist im Grunde gesteigerte Verlegenheit. Werden aus Versehen soziale Regeln übertreten oder Sitten missachtet, gerät der eigene Ruf in Gefahr und es kommt plötzlich und unerwartet Verlegenheit auf. Meist ist der Fauxpas trivial oder sogar lustig, weshalb das verlegene Gefühl als nicht so schlimm empfunden wird und schnell in Vergessenheit gerät. Doch manchmal steigert es sich zur Scham.

Wie oft sind Sie schon in Verlegenheit geraten? Bestimmt unzählige Male. Wenn Sie zum Beispiel etwas wissen sollten, es Ihnen aber gerade entfallen ist, oder wenn Sie übertrieben haben, nicht ganz bei der Wahrheit geblieben sind, etwas Dummes gesagt oder getan haben und Ähnliches mehr. Was allen Beispielen gemeinsam ist: Wir tun etwas, das in der jeweiligen Situation als unangemessen oder anstößig gilt und von anderen bemerkt wird. Demnach geraten wir hauptsächlich vor Publikum in Verlegenheit.

Wann war Ihnen das letzte Mal etwas total peinlich? Man will das ja am liebsten vergessen, vor lauter schlechtem Gewissen. Doch Verlegenheit ist ein guter Ausgangspunkt für die Arbeit an der Scham, weil Sie dadurch ins Nachdenken kommen, ob negative zwischenmenschliche Erfahrungen dazu beigetragen haben, dass es Ihnen psychisch schlecht geht. Listen Sie im nächsten Arbeitsblatt die unvergesslichen peinlichsten Momente Ihres Lebens auf.

ÜBUNG: Peinliche Momente

Führen Sie sich die peinlichen Momente vor Augen, in denen Sie etwas gesagt oder getan haben, das in der Situation irgendwie unangemessen war. Beschreiben Sie das und auch, wie die anderen darauf reagiert haben. Haben Sie Ihre Verlegenheit gezeigt (etwa durch Rotwerden) oder verhehlt? Hatte das negative Folgen für Sie?

1.	2.
3.	4.
5.	6.
7.	8.
9.	10.

Falls Ihnen nichts einfallen will, denken Sie an verschiedene Lebensabschnitte und -bereiche wie Schule und Ausbildung oder Studium, Liebesbeziehungen, Arbeit und Beruf, Freundschaften, Reisen und Ähnliches. Ist da etwas schiefgelaufen, das Ihnen peinlich war? Falls Ihnen immer noch nichts einfällt, fragen Sie andere, die Sie schon seit Langem kennen. Wenn Sie Ihre Liste zusammen haben, markieren Sie die prägendsten Erlebnisse mit einem Sternchen.

Joan fallen nicht wenige peinliche Momente ein. Einmal zum Beispiel sagte sie in einer Teambesprechung etwas, das als unsachgemäß kritisiert wurde. Sie bekam einen roten Kopf und spürte, wie sich ihr ganzer Körper verkrampfte und es in ihrem Magen rumorte. Sie dachte: „Ich habe mich blamiert." Doch überzeugt von dem guten Ruf, den sie bei ihren langjährigen Kolleg*innen genoss, legte sich ihre Verlegenheit schnell wieder. Den Seitensprung ihres Mannes empfand sie dagegen viel stärker; vor allem, wenn sie jemandem begegnete, der oder die davon wusste, dann dachte sie länger und häufiger daran und zwar unentwegt dasselbe. Das war weit mehr als Verlegenheit.

Scham ist eine heftigere Emotion, die mit einem Statusverlust einhergeht und dazu führt, dass sich die Betreffenden minderwertig, abgelehnt und ausgeschlossen fühlen (Gilbert 1997). Sie wollen nichts wie weg und sich verstecken. Immer wieder kritisieren sie sich selbst und stellen sich die Zurückweisung der Anwesenden vor, wodurch ihr Selbstwertgefühl eine Delle bekommt. Sie denken: „Ich tauge nichts“ und geben sich selbst die Schuld, weil Sie gegen soziale Regeln verstoßen oder die Erwartungen anderer enttäuscht haben.

Scham wird in ganz unterschiedlichen Situationen ausgelöst, in denen Menschen zusammenkommen: Ein Doktorand wird vor Kommilitonen und Erstsemestern von seinem Prof als dumm bezeichnet. Eine Frau wird bei einem Essen im Freundeskreis von ihrem Mann kritisiert, weil sie zugenommen hat. Ein neuer Mitarbeiter kommt zu spät zur Sitzung und wird von seiner Vorgesetzten angeprangert. Eine erfahrene Abteilungsleiterin bewirbt sich für eine Stelle in der Geschäftsleitung und bekommt entgegen der Erwartung aller eine Ablehnung. Joan ist von ihrem Mann betrogen worden, vor aller Augen und dennoch hat sie es monatelang nicht bemerkt. Sie hört nicht auf, sich zu schämen, im Gegenteil – mit jeder Erinnerung wächst das Gefühl der Schande.

Scham hat also viele Ursachen, angefangen bei den alltäglichsten über Vertrauensbruch und kriminelle Handlungen bis hin zu gravierenden, traumatischen Vorfällen wie etwa körperliche oder sexuelle Gewalt. Jedes Mal konzentriert sich unser repetitives Denken auf etwas, das wir falsch gemacht haben, im Glauben, dass da ein richtendes Publikum ist und Ruf wie Selbstwert ruiniert sind. Aber manchmal schämen wir uns auch, ohne dass die anderen im Bilde sind, nämlich bei dem Gedanken, wie viel schlimmer es wäre, *wenn* sie denn Bescheid wüssten (Tangney et al. 1996). Scham kommt außerdem bei Gefühlen auf, die wir unakzeptabel finden, zum Beispiel, wenn man immer noch sauer auf den/die Ex ist und in Wut gerät (Leahy 2015). Kommt Ihnen irgendetwas aus diesen Beschreibungen bekannt vor? Wenn Sie herausfinden wollen, ob Scham bei Ihren emotionalen Problemen eine Rolle spielt, hilft Ihnen die nächste Übung auf die Sprünge.

ÜBUNG: Beschämende Erlebnisse

Rufen Sie sich verschiedene Phasen Ihres Lebens ins Gedächtnis und versuchen Sie sich zu erinnern, ob Sie sich irgendwann sehr geschämt haben. Schauen Sie sich noch einmal die mit einem Sternchen versehenen peinlichen Momente von oben an und fragen Sie sich, welche davon Sie als echte Schande empfinden. Schreiben Sie diejenigen, die die folgenden fünf Kriterien erfüllen, in die Leerzeilen.

1. Es war eine entsetzliche Erfahrung.
2. Ich habe eine soziale Grenze übertreten (eine Norm verletzt) oder Erwartungen nicht entsprochen.
3. Ich habe einen Verlust an Sozialstatus, Akzeptanz und Wertschätzung gespürt.
4. Ich habe nach dem Erlebnis gedacht, dass ich nichtswürdig, minderwertig oder inkompetent bin.
5. Ich habe versucht, die Scham vor den anderen zu verheimlichen, habe mich vor ihnen versteckt und sie gemieden.

1. ______________________________

2. ______________________________

3. ______________________________

4. ______________________________

5. ______________________________

Falls Sie ein Trauma oder massive Verletzungen erlitten haben und sich deswegen schämen, können Sie auch das in Ihrem Arbeitsblatt festhalten. Schande über sich gebracht zu haben, bleibt ja normalerweise gut im Gedächtnis haften. Sollte Ihnen trotzdem keine einzige Situation einfallen, spielt die Scham wahrscheinlich keine große Rolle in Ihrem Leben. Haben Sie hingegen mehrere Erlebnisse notiert, setzen Sie ein Sternchen hinter dasjenige, welches Ihnen nicht mehr aus dem Kopf geht. Mit diesem arbeiten Sie dann weiter, wenn wir zu den Strategien kommen.

Sowohl Verlegenheit als auch Scham entspringen negativen sozialen Erfahrungen, doch erstere ist weniger belastend und schneller überwindbar. Entweder man vergisst die Angelegenheit oder kann später darüber lachen, wenn man anderen davon erzählt. Zudem spielt RND hierbei selten eine Rolle.

Scham ist da ganz anders. Sie ist eine Art von Ängstlichkeit, die verunsichert und befangen macht. Sie geht richtig unter die Haut und verursacht negative Gedanken über den Wert, den man sich selbst beimisst und darüber, wie viel man anderen wert ist. Das RND der Scham dreht sich häufig um erlittene Niederlagen, Enttäuschungen und Minderwertigkeitsgefühle. Diese Denkweise wird manchmal jahrelang aufrechterhalten und kann starken emotionalen Stress verursachen.

6.4 Scham: Testen Sie sich

Haben Sie für sich festgestellt, dass Ihre beschämenden Erlebnisse nicht alle mit RND einhergehen und Sie nachhaltig belasten? Fakt ist: Scham ist nicht immer ungesund. Sie ist eher harmlos, sobald wir uns mit dem Vorfall auseinandergesetzt haben. Reiten wir hingehen unentwegt auf ihm herum, leiden wir umso mehr darunter. Ungesunde Scham kennzeichnet sich durch RND.

Es folgt eine Checkliste der verschiedenen Reaktionsmöglichkeiten auf Schamgefühle. Gehen Sie die Liste durch und finden Sie heraus, ob Scham für Sie ein Problem ist. Bewerten Sie, wie gut Sie mit den im obigen Arbeitsblatt aufgeführten wichtigsten beschämenden Erlebnissen zurechtgekommen sind.

ÜBUNG: Scham – die Checkliste

Schauen Sie sich noch einmal die Übung „Beschämende Erlebnisse" an und schreiben Sie dasjenige, über das Sie am häufigsten nachdenken, in die Leerzeile. Gehen Sie dann die Liste mit Reaktionen durch und kreuzen Sie an, wie sehr Sie sich darin wiedererkennen (bzw. wie stark sie zutreffen).

Das belastende Schamerlebnis, über das ich am meisten nachdenke:

____

____

0 = nicht zutreffend, 1 = kaum zutreffend, 2 = teilweise zutreffend, 3 = größtenteils zutreffend, 4 = völlig zutreffend

Bei der Erinnerung an den Vorfall ...	0	1	2	3	4
1. rege ich mich immer noch auf.					
2. mache ich mir Vorwürfe.					
3. spüre ich die Missbilligung derer, die Bescheid wissen.					
4. versuche ich, nicht dran zu denken.					
5. prasseln die Gedanken aus heiterem Himmel auf mich ein.					
6. bekomme ich Schuldgefühle.					
7. denke ich, wie dumm, schwach oder missraten ich sein muss.					
8. glaube ich, dass mein Ruf hin ist.					
9. schaffe ich es nicht, die endlosen Gedanken abzustellen.					
10. wünsche ich mir oft, dass ich mich anders verhalten hätte.					
11. denke ich an den schlechten Eindruck, den ich hinterlassen habe.					
12. kann ich nicht darüber sprechen.					
13. ist es, als würde ich das Ganze noch einmal erleben – furchtbar.					
14. gerate ich in Verlegenheit und schäme mich.					
15. reite ich darauf herum, wie sehr mir das geschadet hat.					
16. fürchte ich um meine Freundschaften und familiären Beziehungen.					

Wenn Sie bei den meisten Aussagen die Ziffern 2 bis 4 angekreuzt haben, sind Sie wahrscheinlich vom Scham-RND betroffen. Je höher der Gesamtwert, desto wahrscheinlicher ist es, dass Ihr Leiden zumindest teilweise eine Folge von RND ist. Werte im Bereich 0 bis 1 sprechen für eine normale Scham.

Falls die Scham-Checkliste Ihnen Schwierigkeiten bereitet und Sie in Therapie sind oder Beratung in Anspruch nehmen, bitten Sie dort um Hilfe, um herauszufinden, ob Ihr Problem mit Scham zu tun hat.

Joans ungesunde Reaktion

Wenn Joan sich schämt, denkt sie beinahe ständig und ausschließlich an den Ehebruch. Dann gerät sie ins Grübeln, warum ihr das passiert ist. Sie gibt sich selbst die Schuld daran und macht sich Vorwürfe. Es geschieht ihr recht: Sie ist nun mal eine miserable Ehefrau. Dermaßen fixiert auf ihre negativen Eigenschaften, hält sie sich für ein richtiges Scheusal, das nichts Besseres verdient hat. Es ist ihr peinlich, dass andere schon vor ihr von der Affäre gewusst haben. Bestimmt finden ihre Freund*innen sie naiv und beschränkt. Schwach und bemitleidenswert ist sie. Wer will denn mit so einer wie ihr zu tun haben? Um die Scham zu lindern, geht sie den anderen zunehmend aus dem Weg und zieht sich in sich selbst zurück.

Kommt Ihnen das bekannt vor? Dann leiden Sie wahrscheinlich unter repetitiven negativen Schamgedanken.

Joans gesunde Reaktion

Wenn Joan jetzt über den Ehebruch nachdenkt, macht sie Eugene dafür verantwortlich. Er hat sie betrogen, weil er ein hinterhältiger Lügner und Egoist ist und nicht etwa, weil sie als Ehefrau nichts taugt. Es ist nicht ihre Schuld. Sie wird nicht zulassen, dass ihr Wert als Mensch an dem Ehebruch gemessen wird. Davon unbeirrt hält sie sich auch weiterhin für eine kompetente, intelligente und einfühlsame Frau, die von dem Mann, dem sie vertraut hat, hintergangen wurde. Weil sie auf die Solidarität und das Verständnis der anderen vertraut, wird sie von ihnen wieder geachtet und geschätzt. Außerdem versucht sie, die Affäre in einem größeren Zusammenhang zu betrachten, indem sie sich sagt, dass das in der heutigen Gesellschaft leider üblich ist – mehr als ihr lieb ist. Auch starke, erfolgreiche, sympathische und widerstandsfähige Menschen werden von ihren Partner*innen betrogen. Statt ihre Freund*innen zu meiden, sich zu verkriechen und sich abzukapseln, wird sie die Begegnung mit ihnen suchen und sich mit den vielen Entscheidungen auseinandersetzen, die in Bezug auf ihre Ehe anstehen. Betrogen zu werden ist ein ziemlicher Schlag und beschäftigt Joan natürlich sehr, aber sie ist weitaus mehr als eine betrogene Ehefrau.

Haben Sie festgestellt, dass es Ihnen vielleicht deswegen schlecht geht, weil Sie sich schämen? Haben Sie mehrere beschämende Erlebnisse aufgelistet oder gibt es, wie bei Joan, einen zentralen Vorfall, über den Sie pausenlos nachdenken? Ist Ihnen Joans ungesunde Reaktion auf den Vertrauensmissbrauch nahe gegangen? Falls Sie also tatsächlich unter schamerfülltem RND leiden, dann kommt jetzt die gute Nachricht: Sie können die Beeinträchtigung mithilfe der folgenden beiden Strategien verringern.

6.5 Strategie: Eine gesündere Einstellung entwickeln

Von Scham ausgelöstes RND fühlt sich mitunter an, als würde man sich sorgen, grübeln oder etwas bereuen. Schauen wir uns daher noch einmal die Eigenschaften dieser repetitiven Gedankenarten an. Hat sich Ihre Erinnerung an das beschämende Erlebnis im Lauf der Zeit verzerrt? Übertreiben Sie vielleicht seinen Einfluss und den schlechten Eindruck, den Sie bei anderen hinterlassen haben? Glauben Sie, dass Sie selbst schuld sind und machen Sie sich Vorwürfe? Genau wie beim Sich-Sorgen, Grübeln und Bereuen erfordert auch das Ablegen der Scham eine Einstellungsänderung. Vollziehen Sie diese mithilfe der folgenden Übung.

ÜBUNG: Das beschämende Erlebnis ins Lot bringen

Diese Übung besteht aus vier Schritten. Notieren Sie als Erstes das Erlebnis, für das Sie sich am meisten schämen (Übung oben) und gehen Sie dann alle vier Schritte der Reihe nach durch.

Das Schamerlebnis, das mich am meisten belastet:

____

____

____

____

____

1. Schritt: Was sind die Folgen?

Nehmen Sie sich 30 Minuten Zeit, um gründlich über die kurz- und langfristigen Folgen des als Schande empfundenen Erlebnisses nachzudenken. Schreiben Sie in die linke Spalte ganz spezifische, im realen Leben verankerte Beweise für negative Auswirkungen und in die rechte, welche wichtigen Aspekte Ihres Lebens unbeschadet geblieben sind. Auf die Sprünge hilft die Vorstellung, wie jemand aus Ihrem Freundeskreis oder Ihrer Familie die Sache betrachten würde. Schreiben Sie ruhig mit auf, was diese Personen dazu meinen könnten.

Was das beschämende Erlebnis angerichtet hat	Was das beschämende Erlebnis nicht beeinflusst hat
1.	1.
2.	2.
3.	3.
4.	4.
5.	5.
6.	6.
7.	7.

Was fällt Ihnen beim Durchlesen der beiden Listen auf? Beschäftigen Sie sich viel zu viel mit den negativen Auswirkungen des beschämenden Erlebnisses? Staunen Sie, dass wichtige Aspekte Ihres Lebens nicht davon tangiert werden? Ist RND die Ursache dieser Übertreibung?

2. Schritt: Vorwürfe

Wenn uns im Beisein anderer Menschen etwas daneben geht und wir uns deshalb selbst Vorwürfe machen, schämen wir uns. Sehen wir den Fehler jedoch in unserem Verhalten, haben wir Schuldgefühle (Tangney & Dearing 2002). Könnte es sein, dass Sie anstelle der Schuldgefühle Scham empfinden? Führen Sie Ihre unangenehme Erfahrung auf eine schlechte Seite oder ein Defizit Ihrer Persönlichkeit zurück oder aber auf ein Missverständnis, das durch Ihr Verhalten in einer bestimmten Situation entstanden ist? Beantworten Sie die folgenden Fragen, um herauszufinden, wen Sie dafür verantwortlich machen, Ihre Person oder Ihr Verhalten.

1. Aufgrund welcher schlechten oder schwachen Charaktereigenschaften könnte ich das beschämende Erlebnis selbst herbeigeführt haben?

   ____

   ____

2. Welche besonderen Umstände haben dazu geführt, dass ich mich daneben benommen habe?

   ____

   ____

Erkennen Sie den Unterschied, ob Sie (1) sich selbst anklagen oder (2) die Ursache in Ihrem Verhalten suchen? Stellen Sie sich vor, Sie haben einen engen Freund im Beisein anderer beleidigt. Sie schämen sich, wenn Sie sich selbst die Schuld geben und denken: „Schon wieder! Was bin ich doch für ein gemeiner, hinterhältiger Egoist!“ Ebenso, wenn Sie denken: „Was hat mich denn dazu getrieben, so etwas Unfreundliches zu sagen? Normalerweise achte ich doch auf das, was ich sage. Bestimmt hat mich das Gespräch abgelenkt.“ Auf persönliche Schwächen gerichtete Schuldzuweisungen sind vernichtender. Die Schuld auf eine situationsspezifische Verfehlung zu schieben, mildert die Scham.

3. Schritt: Publikum

Wer war bei dem beschämenden Erlebnis zugegen? Schamvolles RND richtet sich häufig auf die Vorstellung, von Menschen, die einem wichtig sind, nicht mehr wertgeschätzt und geachtet zu werden und bei ihnen an Status einzubüßen. Doch da wir gar nicht wissen können, was im Kopf der anderen vorgeht, können wir nur raten. Im folgenden Arbeitsblatt sollen Sie reale und exakte Beweise für den Achtungsverlust auflisten. Schauen Sie auf, was – jenseits des Horizonts Ihrer Fantasie – während des Vorfalls und danach wirklich passiert ist und schreiben Sie es in die linke Spalte. Schreiben Sie in die rechte alle Beweise dafür, dass Sie von einigen Ihnen wichtigen Menschen geachtet und wertgeschätzt werden.

Beweise dafür, dass ich aufgrund des beschämenden Erlebnisses von anderen permanent verachtet werde	Beweise dafür, dass ich trotz des beschämenden Erlebnisses von anderen weiterhin geachtet werde
1.	1.
2.	2.
3.	3.
4.	4.
5.	5.
6.	6.
7.	7.

Haben Sie, nachdem Sie in sich gegangen sind, viele Beweise für die andauernde Wertschätzung und Achtung der anderen gefunden? Repetitiv gewordene Schamgedanken machen ja so kurzsichtig, dass man nur noch den Achtungsverlust sieht und ihn für selbstverständlich nimmt. Doch – und auf diese Erkenntnis kommt es an – vielleicht empfinden die anderen die Angelegenheit gar nicht als Schande und definieren Sie auch nicht darüber: Sie sind doch wesentlich mehr als das!

4. Schritt: Alternative Sichtweise

Zeigt sich bei Ihnen aufgrund der Übungen, die Sie bisher gemacht haben, langsam eine andere Einstellung zu der Angelegenheit, wegen der Sie sich schämen? Haben Sie wichtige Aspekte Ihres Lebens erkannt, die davon unberührt geblieben sind? Könnte die Scham auf einen Irrtum oder eine Fehleinschätzung zurückgehen und nicht etwa auf einen persönlichen Makel? Haben Sie wirklich so viel an Sympathie und Wertschätzung eingebüßt, wie Sie annehmen? Stellen Sie sich vor, Ihre beste Freundin hätte dasselbe erlebt wie Sie. Was würden Sie ihr auf der Grundlage der in dieser Übung gewonnenen Erkenntnisse nahelegen? Welche Einstellung wäre proportional am ausgeglichensten und realistischsten? Schreiben Sie Ihre Ideen hier auf.

Ich rate meinem Freund / meiner Freundin,

Wahrscheinlich haben Sie unter anderem auch begründet, weshalb das Erlebte nicht so schlimm ist wie angenommen. Haben Sie der betreffenden Person dazu geraten, sich keine Vorwürfe mehr zu machen und die Beschämung als eine Peinlichkeit herunterzustufen? Konnten Sie ihr anhand von Beispielen beweisen, dass der Achtungsverlust geringer ist als befürchtet? Richten Sie all das nun an Ihre eigene Adresse. Können Sie die beschämende Angelegenheit nun aus einer angemesseneren, realistischeren Perspektive betrachten?

Hat diese Übung bei Ihnen eine ausgeglichenere und realistischere Einstellung bewirkt und damit die Scham verringert? Dann verinnerlichen Sie diese neue Denkweise und praktizieren Sie sie. Wann immer Sie sich beim Gedanken an das Erlebnis schämen, schalten Sie um. Rufen Sie sich ins Gedächtnis, was Sie Ihrem Freund / Ihrer Freundin nahegelegt haben und wie das auch auf Sie zutrifft. Ziehen Sie alle Lebensbereiche in Betracht, die nicht von der als Schande empfundenen Angelegenheit definiert werden. Machen Sie sich bewusst, dass Sie nicht die alleinige Verantwortung für das Geschehene tragen und dass jedem Menschen peinliche Dinge unterlaufen, mit denen er klarkommen muss. Schauen Sie sich noch einmal die Beweise an, die dafür sprechen, dass Sie trotz allem von anderen immer noch geachtet werden. Wenn Sie in das Scham-RND abgleiten, ersetzen Sie es durch die alternative Sichtweise. Je öfter Sie dies tun, desto mehr wird sie sich festigen und werden Sie an sie glauben. Und dann werden Sie auch feststellen, wie sehr sich das Gefühl der Scham durch den Perspektivwechsel verändert hat.

Falls Ihnen diese Übung schwerfällt, orientieren Sie sich an Joans alternativer Sichtweise: Im ersten Schritt hält sie sich Leute aus ihrem Bekanntenkreis vor Augen, die ähnliche Erfahrungen gemacht haben wie sie und trotzdem wieder ein normales Leben führen. Ihrer Liste entnimmt sie, dass sie eigentlich nur kurzfristig unter den negativen Folgen gelitten hat. Abgesehen von ihren Beziehungs- und Familienproblemen, die womöglich jahrelang dauerten, gibt es durchaus wichtige Lebensbereiche, die relativ unbeschadet davongekommen sind. Was ihr noch bleibt, sind ihre beruflichen Entfaltungsmöglichkeiten, die Liebe und Unterstützung ihrer Eltern und Geschwister, die innige Beziehung zu ihren Kindern und all ihre Freund*innen, die sich in dieser schwierigen Zeit um sie gekümmert haben. Sie ist außerdem gesund, finanziell abgesichert, sie hat ihre Gemeinde und kann weiterhin ihren Hobbys und Freizeitaktivitäten nachgehen. Je mehr Joan über die Folgen des Betrugs nachdenkt, desto mehr davon nicht berührte Aspekte ihres Alltags fallen ihr ein.

Beim zweiten Schritt wird ihr bewusst, dass nicht sie sich verändert hat, sondern Eugene: Es ist seine Unehrlichkeit, die die Ehe gefährdet, sein Egoismus und seine Verantwortungslosigkeit.

Beim dritten Schritt führt sie alles auf, was dafür spricht, dass andere sie auch weiterhin für intelligent, einfallsreich und stark halten und sie nicht verurteilen, zumal für etwas, das so verbreitet ist. Mit der Zeit schienen sie Eugenes Affäre vergessen zu haben und erkundigten sich seltener danach, wie es Joan damit ging.

Aufgrund all dieser Erkenntnisse kann Joan die Angelegenheit nun aus einer anderen Perspektive betrachten (4. Schritt). Ihrer imaginären Freundin – bzw. sich selbst – rät sie Folgendes: „Eugene hat mich und die Kinder im Stich gelassen. Es gibt viele Partner, deren Beziehung problematisch ist und die trotzdem keine Affäre haben. Da Eugene freiwillig eine angefangen hat, geht das auf seine Kappe. Sein Treuebruch hat mein Leben erschüttert und viel Schaden angerichtet, aber ich bin ja weit mehr als das. Viele Bereiche meines Lebens bleiben unbehelligt, zum Beispiel meine Arbeit: Auch wenn ich betrogen wurde, kann ich wie bisher weiterarbeiten. Der Schuldige ist Eugene, denn fremdgegangen ist schließlich er. Das denken auch andere. Ich hingegen bin dieselbe geblieben, die er damals geheiratet hat. Wir stecken gerade in einer Krise, was in unserem Alter jedoch nicht selten vorkommt. Vieles spricht dafür, dass meine Freund*innen, Familienangehörigen und Kolleg*innen mich immer noch als eine starke Frau sehen, die sich zu helfen weiß, nach dem Ehebruch vielleicht sogar mehr denn je. Nicht ich, sondern Eugene sollte sich schämen. Ich nehme diese Schande nicht länger auf mich. Tag für Tag gehe ich gestärkt aus der Krise hervor und bleibe zuversichtlich.

6.6 Strategie: Die Schande abschütteln

Alles was wir tun, kann das Gefühl der Scham schwächen oder verstärken. Dieses nachgewiesene enge Wechselspiel zwischen Gedanken, Gefühlen und Verhalten haben auch Schauspieler*innen schon von jeher zu nutzen gewusst, wenn sie durch die Art ihres Auftretens Emotionen erzeugen. Und wie in der Psychologie schon seit langem bekannt ist, kennzeichnet sich jede Emotion durch ein bestimmtes Verhaltensmuster. Bei Scham ist dies meist der Drang, sich vor anderen zu verstecken (Leahy 2015).

Kurz nachdem Joan erkannt hatte, dass ihr Mann sie betrog, ging sie zu engen Freund*innen auf Abstand. Sie mied nach Möglichkeit Kontakte mit anderen, sogar die Smalltalks auf der Arbeit. Auch ihr Auftreten änderte sich durch die Scham. Konnte sie einer Zusammenkunft mit anderen nicht ausweichen, war sie stiller als sonst, weniger spontan, sie konnte ihnen nicht in die Augen sehen und war schnell gereizt. Ihre Scham, betrogen worden zu sein, hatte Joan verändert, aber nicht zum Guten. Die Abwehr der Scham dominierte nun ihren Alltag. Geht es Ihnen wie Joan? Ziehen Sie sich aus lauter Scham von anderen zurück und kapseln sich ab?

Doch so, wie Vermeidung und Passivität dieses Gefühl verstärken, so können andere Verhaltensweisen es auch schwächen. Man kann den eigenen Gemütszustand ja tatsächlich beeinflussen, nämlich indem man sich konträr zu ihm verhält. Bei Depression zum Beispiel hebt es die Stimmung, wenn man Dinge unternimmt, die Spaß machen oder Erfolgserlebnisse darstellen. Finden Sie anhand der folgenden Übungsreihe heraus, welche Ihrer Verhaltensweisen zu Scham-RND führen und welche Änderungen Sie vornehmen könnten, um es zu verringern.

ÜBUNG: Wie verhalte ich mich, wenn ich mich schäme?

Wer sich schämt, neigt zu bestimmten Verhaltensweisen, um dieses Gefühl irgendwie zu bewältigen oder ihm Ausdruck zu verleihen. Kreuzen Sie im Fragebogen diejenigen an, die auf Sie zutreffen.

☐ Ich meide Leute, die bei dem beschämenden Vorfall zugegen waren oder von der Angelegenheit wissen.	☐ Ich bin angespannt, unruhig, hibbelig.
☐ Ich meide die Orte, die mich an das Schamerlebnis erinnern.	☐ Ich bin gereizt oder wütend.
☐ Ich will auf keinen Fall über das Erlebnis reden.	☐ Ich bin leicht ablenkbar oder zu sehr mit meinen Gefühlen beschäftigt.
☐ Ich ziehe mich von anderen zurück und bleibe für mich.	☐ Ich gebe mir Mühe, meine Scham zu verbergen.
☐ Ich schaue anderen möglichst nicht in die Augen.	☐ Manchmal erstarre ich in der Gegenwart von Menschen, die von dem Erlebnis wissen.
☐ Mein Blick ist oft gesenkt und meine Haltung gebeugt und schlaff.	☐ Ich erröte leicht in der Gegenwart von Menschen, die von dem Erlebnis wissen.
☐ Ich spreche leise und mache dabei längere Pausen.	☐ Ich fühle mich in der Gegenwart anderer „klein“.

Haben Sie mindestens zwei oder drei typisch schamvolle Verhaltensweisen angekreuzt? Die körperlichen geschehen automatisch (die Schamröte, die gebeugte Haltung), die vermeidenden (anderen Menschen aus dem Weg gehen; die Weigerung, über die beschämende Angelegenheit zu sprechen) eher absichtlich. Falls Sie nicht genau wissen, wie das bei Ihnen ist, halten Sie in einem „Scham-Tagebuch“ fest, wie Sie sich verhalten. Das hilft Ihnen auf die Sprünge, um das Profil Ihres Schamverhaltens zu vervollständigen.

Joan fand vor allem die Vermeidungsaspekte sehr zutreffend. Sie mied Menschen und Orte, die Sie an Eugenes Affäre erinnerten, weil die Scham in diesen Situationen am stärksten war. Doch es gab auch Auswirkungen auf ihre Interaktionsweise. Im Gespräch war sie angespannt, kurz angebunden und unkonzentriert. Sie nahm eine eher passive Rolle ein und ging auf Distanz. Die Botschaft ihres Verhaltens war klar: „Lasst mich allein in meinem Unglück.“ Doch eigentlich tat sie das alles, um die Scham, diese unangenehmste aller negativen Emotionen, nicht zu spüren.

Die Veränderung Ihres aktuellen Schamverhaltens erfordert Motivation und die Überzeugung, dass es problematisch ist. In der folgenden Übung geht es darum, welchen Preis Sie zahlen, wenn Sie sich, wie es häufig vorkommt, verstecken oder Ihre Beschämung geheim halten, damit die anderen nichts davon merken. Finden Sie heraus, ob es an der Zeit ist, etwas zu ändern.

ÜBUNG: Eine Kostenbilanz

Führen Sie so lange Tagebuch, bis Sie mehrere beschämende Erlebnisse beisammen haben. Notieren Sie, was sie bei Ihnen auslösen, wie Sie darauf reagieren und welche negativen Folgen das für Ihren Alltag hat, wie es Sie beeinträchtigt, wie Sie denken und fühlen und was Sie von sich selbst und anderen Menschen halten. Erstellen Sie anhand Ihrer Aufzeichnungen eine Liste mit den unmittelbaren und langfristigen Schäden, die Ihre Schamreaktionen anrichten. Falls Ihnen der Platz hier nicht reicht, schreiben Sie auf einem separaten Blatt Papier weiter.

Unmittelbare persönliche Kosten meiner Schamreaktionen:

1. ____________________

2. ____________________

3. ____________________

4. ____________________

5. ____________________

Langfristige persönliche Kosten meiner Schamreaktionen:

1. ____________________

2. ____________________

3. ____________________

4. ____________________

5. ____________________

Haben Sie herausgefunden, wie viel es Sie kostet, sich zu schämen? Sollte Ihnen diese Übung schwerfallen, fragen Sie eine Person, die Sie gut kennt, ob sie bemerkt hat, wie die Scham Sie verändert hat. Falls Sie in Therapie sind, können Sie dieses Thema dort weiter vertiefen. Doch egal, ob Sie die Übung allein oder mit der Hilfe anderer machen – Hauptsache, Ihnen wird klar, wie wichtig es ist, dass Sie Ihre Einstellung zur Scham ändern.

Joans Liste enthält mehrere negative Folgen: Sie verabredet sich nicht mehr mit ihren Freund*innen und hat den Kontakt zu ihnen verloren. Sie vereinsamt, grübelt viel über Eugenes Treuebruch nach und wird dadurch noch deprimierter. Ihre Kolleg*innen plaudern nicht mehr mit ihr, weil sie die Botschaft vermittelt, dass sie in Ruhe gelassen werden will. Sie ist gereizter als sonst, wird mit ihren Kindern schnell ungeduldig und vernachlässigt den Haushalt. Ihr wird klar, dass sie ihre Einstellung zu der Affäre ändern muss, bevor diese ihr Leben völlig überschattet.

Wenn Sie nun davon überzeugt sind, dass Sie Ihre Einstellung in Bezug auf schamvolle Gedanken und Gefühle ändern müssen, wird Sie die nächste Übung bei diesem Prozess unterstützen. Im Grunde genommen geht es darum, so zu tun, als seien Sie gar nicht beschämt, auch wenn Sie sich innerlich so fühlen.

ÜBUNG: Keine falsche Scham!

Schauen Sie sich noch einmal Ihr Verhaltensprofil („Wie verhalte ich mich, wenn ich mich schäme?“ Seite 108) an. Jeder Punkt spiegelt eine ungesunde Reaktion auf die Scham wider. Überlegen Sie, wie Sie diese Reaktionen in ihr gesundes Gegenteil kehren könnten und lassen Sie sich von der folgenden Liste inspirieren.

☐ Ich treffe Menschen, die bei dem beschämenden Vorfall dabei waren oder von der Angelegenheit wissen, und stelle mich ihnen.	☐ Wenn ich nervös werde, beruhige ich mich, indem ich bestimmte Muskeln an- und entspanne und bewusst ein- und ausatme.
☐ Ich suche die Orte auf, die mich an den beschämenden Vorfall erinnern.	☐ Im Gespräch mit anderen höre ich zu, bin geduldig und verständnisvoll.
☐ Ich rede über das, was ich erlebt habe mit Menschen, denen ich vertraue, aus meiner Familie und meinem Freundeskreis oder auch mit meiner Therapeutin.	☐ Ich besinne mich darauf, meine Aufmerksamkeit wieder nach außen zu lenken.
☐ Ich zwinge mich, öfter unter Leute zu gehen.	☐ Ich bin authentischer und höre auf, meine Scham zu verbergen.
☐ Wenn ich mit anderen rede, schaue ich ihnen in die Augen.	☐ Ich nehme aktiver an Gesprächen teil.
☐ Ich halte mich aufrecht, auch wenn sich das unnatürlich anfühlt.	☐ Wenn ich rot werde, bleibe ich gelassen, weil ich weiß, dass das eine automatische Reaktion meines Körpers ist.
☐ Ich bin anderen gegenüber aufgeschlossener.	☐ Im Beisammensein mit anderen scheue ich nicht davor zurück, wenn die Aufmerksamkeit auf mir liegt.

Halten Sie als Nächstes schriftlich fest, wie für Sie eine gesundere Schamreaktion aussehen könnte. Diese Anweisungen an sich selbst sollten genau auf die jeweilige Situation und Ihr Verhalten abgestimmt sein. Wählen Sie dafür die zwei oder drei heftigsten Schamreaktionen aus Ihrem Verhaltensprofil aus und kehren Sie sie in ihr Gegenteil um. Fühlen Sie die Scham und lassen Sie sich dennoch auf die jeweiligen Menschen und Situationen ein. Falls Sie Schwierigkeiten beim Protokollieren Ihrer gesunden Verhaltensweisen haben, besprechen Sie sich mit Ihrer Therapeutin oder mit jemandem, der Ihnen nahesteht und weiß, dass Sie unter Schamgefühlen leiden.

Meine gesunden Schamreaktionen:

____

____

____

____

Nun ist es an der Zeit, die schriftlich festgehaltenen, nicht von Scham geprägten Verhaltensweisen in die Tat umzusetzen. Spielen Sie das am besten zuerst zusammen mit einer anderen Person durch, etwa mit einem guten Freund, Ihrer Partnerin oder Ihrem Therapeuten, bevor Sie sich in die „freie Wildbahn" begeben. Das Rollenspiel ist eine alt bewährte Strategie zum Erlernen neuer Verhaltensweisen. Tun Sie, als wäre nichts. Begeben Sie sich erst in nicht ganz so brenzlige Situationen und dann zunehmend auch in potenziell beschämende. Mit der Zeit wird Ihnen die erlernte Fähigkeit in Fleisch und Blut übergehen. Sie werden es daran merken, dass die repetitiven Schamgedanken und -gefühle nachlassen.

Joan nimmt sich mehrere gesunde Verhaltensänderungen vor: Statt engen Freund*innen, die schon vor ihr von Eugenes Affäre gewusst haben, aus dem Weg zu gehen, verabredet sie sich wie früher mit ihnen zu gemeinsamen Unternehmungen. Außerdem geht sie wieder ins Fitnessstudio. Sie mag das Team dort, hat Spaß an den Kursen und ist nur deswegen nicht mehr hingegangen, weil Eugene auch Mitglied ist. Sie wird sich nicht von ihm vergraulen lassen. Soll er doch woanders trainieren! Außerdem trifft sie sich wieder mit ihren Kolleg*innen zum Mittagessen und zur Kaffeepause und erkundigt sich ausdrücklich bei ihnen, wie es ihnen geht. Sie nimmt bewusst Blickkontakt auf, stellt ihnen Fragen und bemüht sich dabei um eine aufrechte Körperhaltung. Sie initiiert Smalltalks und übt sich im Zuhören. Bei alldem widersetzt sie sich ganz bewusst dem Drang nach Vermeidung und zeigt das gegenteilige Verhalten: Sie geht auf andere zu und hat dadurch wieder Kontrolle. Schließlich zahlen sich diese Verhaltensänderungen aus und bewirken eine Minderung der repetitiven Schamgedanken und -gefühle.

Gesünder auf die Scham zu reagieren ist alles andere als einfach. Es erfordert Zeit, Geduld und Übung. Aber je stärker Sie sich gegen das Gefühl wehren, desto länger werden Sie brauchen, um das Vermeidungsmuster zu durchbrechen. Mit am schwierigsten ist das Umschalten von der Vermeidung auf Annäherung, weil es die negativen Emotionen wie Scham zunächst verstärkt. Aber wenn Sie diese Strategie zusammen mit dem Einstellungswechsel und den gesunderen Reaktionen anwenden, können Sie die repetitiven Schamgedanken und -gefühle effektiv abschütteln.

Zusammenfassung

Was Sie in diesem Kapitel erfahren haben:

- Scham ist eine intensive negative Emotion, die man spürt, wenn man die Schuld an einer peinlichen Handlung oder Bemerkung in Gegenwart anderer Menschen bei sich selbst sucht und glaubt, deren Achtung verloren zu haben und in Verruf geraten zu sein. Sie geht mit einem starken Drang einher, sich zu verstecken und schamauslösende Situationen zu meiden oder ihnen zu entfliehen.
- Nimmt die Scham die Form repetitiver negativer Gedanken an, fällt der Selbstwert ins Bodenlose und verschlimmert das Leid.
- Scham ist gesteigerte Verlegenheit. Wir klagen uns an, was das Zeug hält und sind überzeugt davon, unerwünscht und verachtet zu sein. Vielleicht ist da sogar das Gefühl, Schande über sich gebracht zu haben und ein verstärkter Drang zur Flucht. Um ja niemandem zu begegnen, möchten wir nur noch von der Bildfläche verschwinden und uns verstecken.
- Das negative Gefühl der Scham ist verbreitet, es kann aber auch die Eigenschaften von Leid erzeugendem RND annehmen und das müssen Sie erkennen.
- Das von Scham-RND erzeugte Leid lässt sich verringern, wenn die verzerrte und übertriebene Vorstellung von den Ursachen und Folgen der beschämenden Angelegenheit der Realität angepasst und ins rechte Lot gebracht wird.
- Eine wirksame Verringerung der Scham erfordert Verhaltensänderungen. Sich der Scham und ihren Auslösern zu stellen ist eine gesündere Reaktion als sie zu vermeiden und sich zu verstecken.

Ausblick

Scham ist nicht die einzige negative Emotion, die im zwischenmenschlichen Bereich befangen macht. Es gibt auch noch die Demütigung. Genauso qualvoll wie die Scham führt auch sie zum Rückzug aus Kontakten und hat einschneidende Folgen – jedoch andere. Unterschiedlich sind auch die Arten des Umgangs mit der Demütigung und die Strategien, um sie wegzustecken. All dies ist Thema im nächsten Kapitel.

7. Demütigung – und wie man sie verarbeitet

Nach der Befreiung Frankreichs von den Nazis wurden Tausende junge, mit Deutschen liierten Französinnen zur Strafe für ihre „Kollaboration mit dem Feind“ öffentlich geschoren und dann halb oder ganz nackt und mit Hakenkreuzen bemalt von einer johlenden Meute durch die menschengesäumten Straßen getrieben. Sie wurden bespuckt und geschlagen. An den wehrlosen Frauen machte sich der Volkszorn Luft über die jahrelange Brutalität der Besatzer. Es war ein Akt der öffentlichen Demütigung.

In der Folter hat Demütigung schon immer eine zentrale Rolle gespielt. Man will damit eine psychische Krise verursachen und die Person ihrer Würde, ihres Werts berauben (Luban 2009). Durch Folter sollen also nicht nur Schmerzen und Qualen verursacht werden, sondern es geht auch darum, das Opfer zu erniedrigen, sein Selbstwertgefühl auszulöschen und es zu entmenschlichen.

Da die Wahrscheinlichkeit hoffentlich nicht ganz so hoch ist, dass Sie gefoltert oder durch Straßen voll johlender Menschen gehetzt wurden, fragen Sie sich vielleicht, ob dieses Kapitel überhaupt etwas mit Ihnen zu tun hat. Leider ist Demütigung verbreiteter als Sie denken. Täglich werden Tausende Menschen Demütigungen ausgesetzt, die im Selbstwertgefühl tiefe Narben hinterlassen.

Überlegen Sie einmal, ob Ihnen Momente einfallen, in denen Sie, Ihre Freund*innen oder Familienangehörigen lächerlich gemacht, verhöhnt, abgekanzelt, schikaniert, beschimpft oder in irgendeiner anderen Form erniedrigt worden sind, zum Beispiel am Arbeitsplatz, in der Schule, zu Hause oder wo immer sonst es zur Begegnung mit anderen Menschen kommt. Worauf all diese Situationen hinauslaufen: Man wird gedemütigt. Demütigung ist eine sehr problematische Emotion, weil sie nicht nur extreme Qualen verursacht, sondern einen Angriff auf die Person und ihre Würde darstellt. Häufig brennen sich diese Erlebnisse für immer ins Gedächtnis ein und prägen das weitere Leben. Das macht die Demütigung zu einer idealen Kandidatin für RND. Wenn man zum wiederholten Male an das Gefühl der Herabwürdigung denkt, schwärt es monate-, vielleicht sogar jahrelang weiter. Infolgedessen bildet sich ein Kessel, in dem sich negative Gedanken und Gefühle zusammenbrauen und starke Zweifel an der eigenen Person produzieren.

Da dieser emotionale Zustand den meisten Menschen relativ unbekannt ist, schauen wir uns als Erstes seine charakteristischen Eigenschaften an und dann das Beispiel von Martin, der jahrelang am Arbeitsplatz gemobbt wurde. Anschließend können Sie anhand von zwei Tests herausfinden, ob Ihr Leid womöglich von Demütigung verursacht wird. Das Kapitel endet mit zwei Strategien zum Wiederaufbau der von der Demütigung zertrümmerten Selbstachtung und Würde.

7.1 Die Emotion der Demütigung

Gedemütigt zu werden ist emotional traumatisch. Es ist ein Verlust der Würde, der häufig mit Ablehnung oder Ausschluss einhergeht, weil man – unverdient und aus heiterem Himmel – von höhergestellten, mächtigeren oder einflussreicheren Menschen verachtet, lächerlich gemacht, schikaniert oder erniedrigt wird. Diese nutzen ihre Autorität, um ihre Opfer vor den Augen anderer bloßzustellen und zu degradieren (Hartling & Luchetta 1999). Wie bei der Scham wirkt sich auch hier die Anwesenheit anderer verschärfend aus. Doch im Gegensatz zu den Beschämten finden die Gedemütigten ihre Behandlung ungerecht und sehen die Verantwortung für ihre Traumatisierung ganz und gar bei ihren Peinigern (Elshout et al. 2017).

Bei der Demütigung wird man nicht für das, was man getan hat, schikaniert oder zur Schnecke gemacht, sondern aufgrund dessen, wer man ist. Da ist vielleicht ein Kollege, der Sie „vom ersten Moment an einfach nicht ausstehen kann" und Sie hänselt und lächerlich macht, egal was Sie tun. Es geschieht nicht aus Versehen: Wer andere demütigt, weiß, was er oder sie tut. Diese Menschen wollen ihre Opfer um deren Selbstachtung bringen und ihnen emotionalen Schmerz und Leid zufügen. Damit sich diese dann auch noch schämen, tun sie das in der Regel vor Publikum.

Die Opfer glauben wie gesagt, dass sie eine solche demütigende Behandlung nicht verdient haben, aber auch, dass sie nicht genügend Macht haben, sie zu beenden oder sich zu wehren (Gilbert 1997), was dazu führen kann, dass sie wütend werden und nach Rache dürsten. So spielen Demütigungen eine Rolle bei narzisstischen Rachegelüsten, aber auch bei Depression und Suizidalität (Elshout et al. 2017). Der soziale Kontext wirkt verstärkend: Das öffentliche Anprangern der eigenen Defizite hat zur Folge, dass man sich abgewertet fühlt (Klein 1991). Demütigung hat zudem einen kumulativen Effekt, das heißt, je länger und häufiger man gedemütigt wird, desto stärker ist der negative Einfluss. Repetitive negative Gedanken über das Erlebte – warum es passiert ist, was es mit einem gemacht hat und wie sehr es zu einer prägenden Lebenserfahrung mutiert ist – sowie wiederkehrende Rachefantasien verschlimmern das Ganze.

In den USA erfährt jede vierte Frau und jeder neunte Mann irgendwann im Leben körperliche Gewalt in der Partnerschaft (National Coalition Against Domestic Violence 2019). Folglich geschehen Demütigungen mit am häufigsten in Liebesbeziehungen. Verantwortlich dafür ist die bei häuslicher Gewalt beinahe immer präsente emotionale Misshandlung. Eine Flut von Beleidigungen, Beschimpfungen, Drohungen und herabwürdigenden Bemerkungen über sich ergehen lassen zu müssen, immer wieder angeschrien, observiert, kontrolliert und degradiert zu werden und dergleichen mehr – all das hat verheerende Auswirkungen auf das Selbstwertgefühl und kann zur Entstehung von psychischen Problemen beitragen.

Physische und emotionale Gewalt ist toxisch, unter anderem auch aufgrund von Demütigungen (Negrao et al. 2005), am schlimmsten, wenn man vor Kindern, Familienangehörigen oder in der Öffentlichkeit beleidigt und verhöhnt wird. Sollten Sie selbst Opfer gewalttätiger Eltern oder Partner*innen geworden sein und an bleibenden Folgen leiden, kann das also hauptsächlich auch an der Demütigung liegen. Die Übungen und Arbeitsblätter in diesem Kapitel werden Ihnen helfen, darüber hinwegzukommen.

Laut einer Umfrage des Workplace Bullying Institute (2017) werden in den USA über 60 Millionen Menschen Opfer von Mobbing am Arbeitsplatz, welches folgendermaßen definiert wird: „wiederholtes schädigendes, feindliches, einschüchterndes, erniedrigendes, beleidigendes und die Arbeit sabotierendes Verhalten" (WBI 2017, S. 1). Bei allen Mobbing-Erfahrungen am Arbeitsplatz ist die Demütigung der gemeinsame Faktor. Die meisten Menschen arbeiten mit anderen zusammen, ob im Büro, im Geschäft oder in der Fabrik, und unterstehen der Aufsicht einer Autorität in Form von Vorgesetzten und Führungskräften bis hin zur Chefetage. Das macht den Arbeitsplatz, ähnlich wie die häusliche Umgebung, zu einem fruchtbaren Boden für wiederholte Demütigungen. Auch bei Martin war das der Fall.

Martins Geschichte: Demütigungen am Arbeitsplatz

Martin arbeitete seit elf Jahren als Gutachter in einer großen Versicherung. Er erstellt die Schadensanalysen, nach denen sich die Höhe der Entschädigung richtet. Da das Firmenmanagement die Zahlungen möglichst gering halten will, werden die Berichte gründlich recherchiert und genauestens überprüft. Zu diesem Zweck nimmt Martin einmal pro Woche an einer Besprechung teil und bespricht sich täglich mit seinem Vorgesetzten.

Dann bekommt seine Abteilung einen neuen Leiter, der Martin vom ersten Moment an nicht ausstehen kann. Wenn Martins Berichte jetzt in der Gruppensitzung an die Reihe kommen, bellt sein Vorgesetzter ihn wütend an und wird richtig ausfallend. Während er die Gutachten der anderen meist kritiklos durchgehen lässt, beurteilt er Martins über die Maßen streng und sagt beleidigende Dinge zu ihm: „Kaum zu glauben, dass man Sie noch nicht gefeuert hat!", „Wie können Sie nur so dumm sein?", „Wie lange arbeiten Sie eigentlich schon als Gutachter?" Obendrein verpasst er Martin einen gemeinen Spitznamen, der auf seine Kleinwüchsigkeit, sein bleiches, aufgedunsenes Gesicht und seine spärliche Kopfbehaarung anspielt.

Er verhöhnt Martin, amüsiert sich auf seine Kosten und macht vor den Augen der anderen Witze über ihn, um sie zum Lachen zu bringen. Er teilt Martin die schwierigeren Fälle zu und setzt ihm völlig unrealistische Fristen. Martin ist ein stiller, zurückhaltender Mensch, der bei Sitzungen nicht oft das Wort ergreift und wenn er es tut, dann wird er von seinem Vorgesetzten unterbrochen, beschimpft oder geflissentlich überhört.

Das monatelange Mobbing belastet Martin seelisch wie auch körperlich. Er steht zunehmend unter Stress, wird schnell ängstlich und nervös, kann nicht mehr schlafen und kapselt sich zunehmend ab. Mehr und mehr verliert er das Vertrauen in seine beruflichen Fähigkeiten und macht dadurch mehr Fehler. Er leidet unter heftigen Magenschmerzen, Übelkeit sowie Durchfall und bekommt vom Arzt die Diagnose „Reizdarmsyndrom". Aber eigentlich ist er vor allem deprimiert, weil er sich seinen Aufgaben immer weniger gewachsen fühlt. Er fühlt sich minderwertig, unterlegen, von den anderen verachtet. Bestimmt halten sie ihn für angreifbar und schwach, denkt er.

Er will, dass das Mobbing aufhört und verteidigt sich gegenüber seinem Vorgesetzten. Da dieser seine Einwände jedoch nicht gelten lässt und ihn sogar noch niederbrüllt, wendet er sich an die Personalabteilung. Niemand unternimmt etwas. Da reicht er offiziell Beschwerde wegen Mobbing am Arbeitsplatz ein. Sein Fall wird untersucht, der Vorgesetzte abgemahnt, doch es ändert sich nichts. Das Mobbing geht weiter. Nach drei Jahren kündigt Martin und nimmt eine geringer bezahlte Stelle mit schlechteren Bedingungen an.

Die Demütigung hat jedoch auch Folgen, denen Martin nicht entkommen kann. Das Mobbing hat ihn verändert. Er hat sein Selbstvertrauen eingebüßt, ist stark verunsichert und wird das Gefühl nicht los, weniger gut als die anderen zu sein. Obwohl er zu Unrecht so schlecht behandelt wurde, tat niemand etwas dagegen. Die anderen haben die Quälerei zugelassen und ihn verraten. Er traut ihnen nicht mehr über den Weg. So verbittert fühlt er sich als Opfer einer grausamen, feindlichen Welt.

Werden auch Sie am Arbeitsplatz gedemütigt? Oder leben Sie in einer Gewaltbeziehung, werden ständig kritisiert, herabgesetzt und beleidigt, aber können nicht weg? Oder hat man Sie öffentlich angeprangert und Sie müssen unablässig daran denken? Vielleicht reichen die Wurzeln aber auch viel weiter zurück bis in Ihre Kindheit oder Jugend, als Ihnen von den Eltern, einer Lehrerin oder einem Freund derart zugesetzt wurde, dass Sie am Boden zerstört zurückblieben – ein Häufchen Elend ohne Würde und Selbstachtung.

Das Leben bietet ja so allerhand Gelegenheiten, gedemütigt zu werden. Eine Frau mittleren Alters wird von ihrem Mann sexuell und körperlich missbraucht und zu erniedrigenden sexuellen Handlungen genötigt. Ein streng religiöser Soldat wird wegen seiner unverrückbaren moralischen Grundsätze von Kameraden wie Vorgesetzten verhöhnt und gehänselt. Ein autistischer Mann arbeitet in einem Kaufhaus und wird dort so gequält, schikaniert und belästigt, dass er kündigt. Eine Jugendliche erfährt Cybermobbing in Form von herabwürdigenden Fotos, Verleumdungen, Drohungen und Bloßstellungen, die in den sozialen Medien über sie kursieren. Ein Sportstudent muss ein grenzüberschreitendes Initiationsritual über sich ergehen lassen und wird sich zeit seines Lebens an diesen Anschlag auf seine Würde und seine Selbstachtung erinnern.

Kommt Ihnen irgendeines dieser Szenarien bekannt vor? Sind Sie Opfer einer Demütigung geworden? Sich ätzende Kritik anhören zu müssen, kleingemacht oder gehänselt zu werden, ist immer furchtbar. Haben Sie das erlebt und es war Ihnen peinlich oder haben Sie sich vielleicht sogar geschämt? Waren Sie so verstört, dass Sie vielleicht noch Tage oder sogar Monate lang daran denken mussten? Fühlten Sie sich gedemütigt? Falls ja – war es so stark, dass Sie immer noch darunter leiden? Hat Ihr aktuelles Problem eventuell damit zu tun? Im nächsten Abschnitt können Sie herausfinden, ob Ihre negativen Erfahrungen mit anderen Menschen unter die Kategorie Demütigung fallen.

7.2 Demütigung: Testen Sie sich

Manchmal steckt hinter Misshandlungen keine böse Absicht, doch überwiegend werden sie von gemeinen und unsicheren Menschen begangen, die sich selbst erhöhen, indem sie andere erniedrigen. Feindseligkeit, Wut, Egoismus und Grausamkeit sind ausgerechnet in Beziehungen zu den Menschen an der Tagesordnung, die uns am wichtigsten und teuersten sind. Und meist sind dabei Personen involviert, die eine Machtposition innehaben oder Einfluss ausüben, wie etwa der Ehepartner, die Eltern, der große Bruder, die bewunderte Freundin, ein Chef oder eine Lehrerin. Beginnen wir bei den wichtigen Beziehungen und schauen wir, ob Demütigungen dabei eine Rolle spielen.

ÜBUNG: Demütigende Erlebnisse

Überlegen Sie, wann Sie schon einmal lächerlich gemacht, gehänselt, schikaniert, herabgewürdigt oder vor anderen bloßgestellt wurden. Notieren Sie es. Beschreiben Sie kurz, was Ihnen angetan wurde und wie lange, wer zugegen war, wer Sie demütigte und wie Sie sich dadurch fühlten. Markieren Sie jedes Vorkommnis mit einem „D", auf die folgenden Kriterien zutreffen:

- Die Person/en, die Sie misshandelt hat / haben, hatte/n mehr Autorität, Macht oder Einfluss als Sie.
- Die Misshandlung geschah überraschend, plötzlich und unverdient.
- Sie haben selbst nichts getan, was andere zu der Misshandlung bewegt hat und waren nicht daran schuld. Zielscheibe ist nicht das, was Sie tun, sondern wer Sie sind.
- Mindestens eine weitere Person war bei der Misshandlung zugegen.
- Sie fühlten sich erniedrigt, entwertet, schwach und ausgeliefert.

1.	2.
3.	4.
5.	6.
7.	8.
9.	10.

Man fühlt sich nicht allein deshalb gedemütigt, weil man von Autoritätspersonen schlecht behandelt wurde. Genauso wichtig ist, welche persönlichen Folgen daraus resultieren und inwieweit man in der Lage ist, ein solches Erlebnis zu verarbeiten. Die Liste in der folgenden Übung hilft Ihnen herauszufinden, ob repetitive negative Gedanken an die Demütigung der Grund sind, weshalb Sie immer noch darunter leiden.

ÜBUNG: Demütigung – die Checkliste

Schauen Sie sich noch einmal die demütigenden Erlebnisse aus Ihrer Liste oben an und notieren Sie dasjenige, über das Sie noch heute am meisten nachdenken, an der dafür vorgesehenen Stelle. Gehen Sie dann die Liste mit den Aussagen durch, was mit Ihnen passiert, wenn Sie an die Demütigung denken, und kreuzen Sie jeweils an, wie stark sie auf Sie zutreffen.

Die schreckliche Demütigung, über die ich am meisten nachdenke:

____

____

0 = nicht zutreffend, 1 = kaum zutreffend, 2 = teilweise zutreffend, 3 = größtenteils zutreffend, 4 = völlig zutreffend

Wenn ich mich an die Demütigung erinnere, ...	0	1	2	3	4
1. werde ich wütend.					
2. weiß ich noch genau, wie ich „entwertet“ wurde, wie man mir das Gefühl gab, ein Nichts zu sein.					
3. kehrt das Gefühl der Machtlosigkeit zurück.					
4. male ich mir oft aus, wie ich mich an der verantwortlichen Person räche.					
5. zucke ich unwillkürlich zusammen, weil diese Erinnerung aus heiterem Himmel und völlig grundlos auftaucht.					
6. bin ich bedrückt und deprimiert.					
7. denke ich über die Schikane nach, wie lächerlich ich mir vorkam, und über die Verachtung, die man mich spüren ließ.					
8. bemühe ich mich, nicht daran zu denken.					
9. denke ich daran, wie ungerecht ich behandelt wurde, weil ich so bin wie ich bin und nicht, weil ich etwas getan habe.					
10. überlege ich, wie man mich in Verruf gebracht und vor den Augen der anderen bloßgestellt hat.					
11. denke ich an den Schaden, den mein Selbstbewusstsein dadurch erlitten hat.					
12. geht mir durch den Kopf, wie jemand mit Macht und Einfluss meine persönlichen Grenzen verletzt hat.					
13. ist mir alles ganz lebhaft präsent, als würde es mir noch einmal geschehen.					

Falls Sie die meisten Aussagen mit 2 bis 4 Punkten bewertet haben, liegt es wahrscheinlich am RND, dass Sie sich noch immer gedemütigt fühlen. Bei Werten im Bereich von 0 bis 1 konnten Sie das Gefühl neutralisieren und zum normalen Zustand zurückkehren. Und auch hier ist es ratsam, etwaige Schwierigkeiten beim Bearbeiten der Checkliste in der Therapie oder einer psychologischen Beratung zu besprechen.

Schauen wir uns nun am Beispiel von Martin an, wie sich ungesunde Reaktionen auf Demütigungen von gesunden unterscheiden. Nach seinem Jobwechsel hatte er zwei Optionen: entweder die Misshandlung zu verarbeiten und so sein Selbstwertgefühl und seine Würde wiederzugewinnen oder aber noch monate- oder sogar jahrelang daran zurückzudenken. Letzteres nennen wir „Demütigungs-RND". Es ist destruktiv, denn es führt zu einem anhaltenden Gefühl der Herabsetzung, Niedergeschlagenheit und Mutlosigkeit.

Beispiel für Demütigungs-RND

An seiner Checkliste erkennt Martin, dass ihm nach wie vor aufdringliche Gedanken an seinen schrecklichen Vorgesetzten durch den Kopf schießen. Immer wieder kommt ihm dieselbe problematische Erinnerung: wie demütigend es war, vor den anderen so bloßgestellt zu werden. Das verschlimmert sich, wenn er über seine Machtlosigkeit nachdenkt und sich fragt, ob er sie selbst herbeigeführt hat. Die Fixierung auf seine Wut und seine Rachegelüste verstärken das Gefühl der Demütigung. Seine Bemühungen, alle Erinnerungen und deren Auslöser zu unterdrücken, gießen nur Öl ins Feuer.

Beispiel für eine gesunde Reaktion auf Demütigungen

Wer Opfer von Demütigungen geworden ist, kann sich einen gesunden Umgang damit nicht so ohne Weiteres vorstellen. Die Schwierigkeit besteht darin, über die Demütigung hinwegzukommen, damit das Leben nicht von ihr bestimmt wird. Hätte Martin das geschafft, würde seine Checkliste ergeben, dass er dem Mobbing, dem Spott und der Kritik nicht mehr so viel Bedeutung zumisst. Er würde seine Misshandlung nicht auf sein eigenes schwaches oder brüchiges Selbstbild zurückführen, sondern auf die Arbeitsbedingungen und den miesen Charakter seines Vorgesetzten. Dieser hätte in den Augen der Kolleg*innen mehr an Achtung verloren als Martin, dessen wäre er sich sicher. Martin ließe nicht zu, dass die Demütigung sein Handeln und seine Entscheidungen beeinflusste und würde sich auch mit den Zeugen der Schikane konfrontieren. Rache, die ohnehin nichts ändern würde, käme für ihn nicht infrage. Er würde sich stattdessen auf Dinge konzentrieren, die ihm bestätigten: Von Menschen, die ihm etwas bedeuteten, wurde er akzeptiert und bei ihnen konnte er etwas bewirken.

Nehmen Sie sich einen Augenblick Zeit und lesen Sie sich noch einmal Ihre Aufzeichnungen der letzten beiden Übungen durch. Zu welchem Szenario passen sie? Klingen Sie eher wie Martins gesunde Reaktion oder eher wie das Beispiel für Demütigungs-RND? Falls letzteres zutrifft, üben Sie nun, die Demütigung mithilfe von Mitgefühl und Selbstwertschätzung abzuschwächen, um so Ihre Würde und Selbstachtung wiederzugewinnen.

7.3 Das Wichtigste zuerst: Schluss mit der Demütigung

In diesem Kapitel geht es um die Dauerfolgen von Demütigungen beziehungsweise um negative Gedanken, derentwegen man sich fortwährend gedemütigt fühlt und darunter leidet. Die Voraussetzung für alles Weitere ist jedoch, dass die Misshandlung aufgehört hat.

Falls Sie weiterhin lächerlich gemacht, beleidigt, schikaniert, körperlich oder seelisch gequält werden, müssen Sie einen Weg finden, wie Sie das beenden können, beispielsweise, indem Sie den Täter / die Täterin anzeigen, damit diese*r zur Verantwortung gezogen wird. Manchmal kann man Misshandlungen stoppen, indem man den Sachverhalt anspricht, erfasst und offen missbilligt. Wenn das nicht funktioniert, kann man sich der Demütigung nur noch entziehen, sich trennen und gehen. Martin versuchte es zuerst, indem er von seinem Recht Gebrauch machte und Beschwerde einreichte. Da das keinen Erfolg hatte, kündigte er und suchte sich eine andere Stelle. Welche Maßnahmen auch immer Sie ergreifen – Hauptsache, die Misshandlung hört auf. Man kann nicht an seiner Selbstachtung arbeiten, so lange man immer noch gedemütigt wird. Deshalb richten sich die folgenden Übungen an Menschen, die die Beziehung, in der sie gemobbt wurden oder Gewalt erfahren haben, schon beenden konnten und nun daran arbeiten wollen, ihre Würde und Selbstachtung wiederherzustellen.

7.4 Demütigung reduzieren (1): Mitgefühl für sich selbst

Falls Sie gedemütigt wurden, wissen Sie, wie grausam und erniedrigend das ist. Zweifellos spüren Sie sofort, was das in dem Moment emotional mit Ihnen und Ihrem Selbstwertgefühl macht. Es hat aber auch langfristige Folgen, die weniger offensichtlich sind. Wegen der Demütigung ist es viel schwieriger, freundlich, großzügig und verständnisvoll zu sich selbst zu sein. Meist hat man das Minderwertigkeitsgefühl derart verinnerlicht, dass man glaubt, es nicht verdient zu haben, willkommen zu sein, geliebt und respektiert zu werden. Die Einstellung zu sich selbst wird negativ, Selbstkritik und Selbsthass treten an die Stelle von Güte und Mitgefühl. Deswegen kann die Wunde der Demütigung nur heilen, indem man ein Herz für sich selbst entdeckt.

Der britische Psychologe und Begründer der Compassion Focused Therapy (CFT) Paul Gilbert definiert Mitgefühl als eine im Gehirn verankerte Grundeigenschaft der Nächstenliebe oder Herzensgüte: „… die Empfindsamkeit gegenüber dem … Leid …, mit einer tiefen Hingabe, dieses zu lindern“ (Gilbert 2013, S. 16). Eine mitfühlendere Einstellung sich selbst gegenüber zu trainieren, ist das beste Heilmittel gegen negative emotionale Zustände wie Depression, Wut, Scham, Schuldgefühle und Enttäuschung, die das Resultat von Selbstkritik und Demütigung sind.

In der nächsten Übung geht es um die *sechs Eigenschaften des Selbstmitgefühls* (Gilbert 2009, S. 209; siehe auch Neff 2011). Finden Sie anhand der Checkliste heraus, auf welche Sie mehr Aufmerksamkeit richten müssen, um einen liebevolleren und nachsichtigeren Umgang mit sich selbst zu lernen.

ÜBUNG: Selbstmitgefühl – die Checkliste

Markieren Sie in der folgenden Tabelle, welche Aspekte des Selbstmitgefühls durch die Demütigung(en) beeinträchtigt sind und welche nicht.

Aspekte des Selbstmitgefühls	Nicht beeinträchtigt	Beeinträchtigt
Fürsorge: die Motivation, pfleglicher mit sich selbst umzugehen		
Sensibilität: das Wahrnehmen und Bewusstmachen eigener Bedürfnisse und Gefühle		
Anteilnahme: Offenheit für die eigenen Gefühle, Bedürfnisse und Leiden sowie die Fähigkeit, sich davon beeinflussen zu lassen (also das Gegenteil von Härte und Gleichgültigkeit)		
Stresstoleranz: sich negativen Gefühlen, Gedanken und Situationen zu stellen und sie auszuhalten		
Empathie: Verständnis für die eigenen Gedanken und Gefühle		
Nicht-wertende Haltung: sich so anzunehmen, wie man ist, ohne sich wegen der Demütigung zu verurteilen		

Fassen Sie besonders diejenigen Aspekte des Selbstmitgefühls ins Auge, die laut der Checkliste am meisten von der Demütigung in Mitleidenschaft gezogen sind. Bei Martin zum Beispiel wirkte sich das Mobbing am Arbeitsplatz besonders negativ auf seine Stresstoleranz, seine Empathie und seine nicht-wertende Haltung aus. Er musste sich also darauf konzentrieren, die Demütigung hinzunehmen, sie aber auf den miesen Charakter seines Vorgesetzten zurückzuführen, statt sich selbst (als Opfer) die Schuld zu geben. Woran müssen Sie arbeiten, um mitfühlender mit sich selbst zu werden?

Der nächste Schritt im Training des Selbstmitgefühls besteht aus zwei Teilen. Als Erstes konfrontieren Sie sich mit der Demütigung, um so Ihre Frustrationstoleranz, Empathie und nicht-wertende Haltung zu stärken. Dazu lassen Sie das demütigende Erlebnis mehrere Male Revue passieren, ähnlich wie bei der Konfrontation mit der Sorge in Kapitel 3. Wahrscheinlich halten Sie das für eine richtig schlechte Idee. Diese schreckliche Situation noch einmal zu erleben, ist doch das Letzte, was Sie tun wollen! Fünf Gründe sprechen jedoch dafür, weshalb es Ihrem Selbstmitgefühl guttut, wenn Sie sich die Demütigung mehrmals vorstellen:

- Es stärkt Ihre Fähigkeit, die mit der Erinnerung an die Demütigung assoziierten negativen Gefühle auszuhalten (Stresstoleranz).
- Sie verstehen besser, warum Sie so sehr leiden und die Selbstachtung verlieren (Empathie).
- Sie werden sich Ihrer Gefühle und Bedürfnisse im Hinblick auf die Demütigung bewusster und können sich selbst besser verstehen (Sensibilität und Anteilnahme).
- Sie entwickeln in Ihrem Inneren ein Bild der Herzensgüte (im zweiten Teil des mitgefühlfokussierten Trainings).
- Je öfter Sie sich die Demütigung vorstellen, desto mehr stumpft ihre Wirkung ab.

ÜBUNG: Demütigungsimagination

Arbeiten Sie mit dem demütigenden Erlebnis weiter, das Sie in der ersten Übung beschrieben haben, oder wählen Sie, falls Sie mehrmals über einen längeren Zeitraum hinweg gedemütigt wurden, zwei oder drei typische Szenarien aus. Stellen Sie das Erlebte noch ausführlicher und detaillierter dar, indem Sie die folgenden Fragen beantworten.

1. An welchem Ort und unter welchen Umständen hat sich die Demütigung zugetragen?
2. Was genau hat die Person gesagt, die Sie gedemütigt hat? Welche Worte und Formulierungen haben Sie besonders beleidigt, gekränkt oder verletzt?
3. Hat sich die Geringschätzung auch im Verhalten gezeigt, etwa durch Aggressivität oder herablassende Gesten? Wurden Sie tätlich angegriffen oder körperlich erniedrigt?
4. Wie hießen die Personen, die bei der Demütigung zugegen waren? Wie haben sie genau darauf reagiert und was könnte in ihnen vorgegangen sein?
5. Mit welchen Begriffen würden Sie Ihre Emotionen während und kurz nach der Demütigung beschreiben?
6. Was ging Ihnen währenddessen durch den Kopf? Haben Sie sich in Gedanken selbst kritisiert, beschuldigt oder gehasst? Haben Sie darüber nachgedacht, wie ungerecht und gemein Sie behandelt wurden? Haben Sie gedacht, dass Sie weniger wert als die anderen und ihnen unterlegen sind?

Die Geschichte meiner Demütigung:

____

____

____

____

____

____

Nehmen Sie sich jeden Tag 20 bis 30 Minuten Zeit, um Ihre Demütigungsgeschichte noch einmal im Geiste zu erleben. Frischen Sie Ihre Erinnerung auf, damit sie so präzise und lebhaft wie möglich ist. Wahrscheinlich ist das am Anfang recht qualvoll, nach einer Weile wird es jedoch nachlassen. Sollten Ihnen während dieser Sitzungen weitere Einzelheiten in den Sinn kommen, fügen Sie sie Ihrer Erzählung hinzu.

In seinem Selbstmitgefühlstraining erzählt Martin:

> *Im Geiste sehe ich immer noch den Konferenzraum, wo die wöchentlichen Besprechungen stattfanden, in denen wir Rechenschaft über unsere Projekte abgeben sollten. Alle saßen um den Tisch herum, Tom (der mobbende Manager) am Kopf. Ich setzte mich so weit weg von ihm wie möglich, aber es gab kein Entkommen: Er war einfach zu laut, zu wütend, warf mir immer so verärgerte Blicke zu. Kaum hatte ich den Raum betreten, ließ er mich schon seine Verachtung spüren. Fast immer begann er mit einem Glatzenwitz und weil ich der einzige mit Glatze war, fühlte ich mich natürlich angesprochen. Er fragte alle, wie ihre Woche gewesen war, nur mich nicht. Mich nannte er „Mr. Brown", die anderen beim Vornamen. Wenn ich an der Reihe war, unterbrach er mich ständig und sagte: „Mr. Brown, könnten Sie bitte zur Sache kommen? Wir haben schließlich nicht den ganzen Tag Zeit." Seine Kritik war vernichtend. Ich erinnere mich an Kommentare wie: „Ich bin mit Ihrem Ergebnis absolut nicht einverstanden", „Sie haben das nicht richtig untersucht", „Offensichtlich wissen Sie nicht, wovon Sie reden". Ich erinnere mich daran, wie die anderen ihre Blicke senkten, sich mit ihren Handys beschäftigten und auf ihren Stühlen herumrutschten, während er mich lächerlich machte. Die, mit denen ich befreundet war, kamen anschließend zu mir und sagten: „Marty, lass das nicht auf dir sitzen. Du musst dich verteidigen!" Aber ich schämte mich so und wurde vor den Besprechungen immer nervöser. Ab und zu bekam ich Panikanfälle und musste ganz schnell raus. Und wenn ich nach ein paar Minuten wieder reinging, starrten mich die anderen alle an und Tom machte eine sarkastische Bemerkung. Ich war mir zunehmend sicher, dass ich nichts taugte, dass ich inkompetent war und meine Aufgaben, die ich früher so professionell erledigte hatte, nicht mehr schaffte.*

Sie machen die Demütigungsimagination, um sich mit Erinnerungen und Gefühlen zu konfrontieren, die Ihnen im Kopf herumgehen. Die Übung wird Ihre Stresstoleranz und Empathie stärken und Sie verständnisvoller machen. Sollte Ihr Unbehagen auch nach 10-12 Imaginationsübungen nicht nachlassen, hören Sie auf. Vielleicht ist es ein Zeichen, dass Sie Ihre demütigenden Erfahrungen besser in einer Therapie bearbeiten.

Haben Sie sich mit Ihren Erinnerungen konfrontiert, ist es an der Zeit, sie auf den Kopf zu stellen. Mit Sicherheit spielt die demütigende Person in Ihrer Erzählung die Hauptrolle. Stellen Sie sich einen mitfühlenden Menschen vor, der sich dem Demütiger entgegenstellt und schreiben Sie Ihre Geschichte entsprechend um. Als Opfer der Demütigung erhalten Sie von diesem Menschen Mitgefühl, Liebe, Fürsorge, Verständnis. Wie das geht, lernen Sie in der nächsten Übung.

ÜBUNG: Mitgefühlsimagination

Gab oder gibt es eine mitfühlende Person in Ihrem Leben? Ihre Mutter, Ihren Vater, einen Bruder oder eine Schwester, jemanden aus Ihrem Freundeskreis oder aus der Schule? Stellen Sie sich die Eigenschaften dieses Menschen vor, z. B.: weise, unerschütterlich, liebevoll, fröhlich und optimistisch. Erinnern Sie sich an die Wärme, die Zuwendung, die Freundlichkeit, das Wohlwollen, das Verständnis, die Bestätigung, die Sie von dieser Person erfahren haben. Beschreiben Sie sie in allen Einzelheiten, und auch, auf welche Weise sie sich Ihnen gegenüber freundlich erwiesen hat.

Der mitfühlende Mensch:

___

___

___

___

___

Stellen Sie sich nun vor, dass dieser mitfühlende Mensch bei der oben beschriebenen Demütigung dabei ist. Was würde er tun? Wie würde er auf die demütigende Person reagieren? Wie würde er Ihnen gegenüber seine Freundlichkeit zum Ausdruck bringen? Schildern Sie, von den folgenden Fragen geleitet, ein von Mitgefühl geprägtes Szenario.

1. Was würde der mitfühlende Mensch zu Ihnen sagen, um den demütigenden Bosheiten und Beleidigungen etwas entgegenzusetzen?
2. Wie könnte der mitfühlende Mensch seine Liebe und sein Wohlwollen zum Ausdruck bringen (mit einer Umarmung, Trost, usw.)?
3. Was würde der mitfühlende Mensch zu denen sagen, die bei der Demütigung zugegen sind, und damit seine Unterstützung zeigen?
4. Was würde der mitfühlende Mensch sagen, um Ihr Selbstwertgefühl, Ihre Würde und Ihre Selbstachtung zu stärken?
5. Erinnern Sie sich an das Gefühl der Wärme, der Liebe und des Verständnisses, das Ihnen durch den mitfühlenden Menschen zuteil wurde. Stellen Sie sich vor, dass er Sie während der Demütigung im Arm hält.

Die Geschichte meiner Demütigung in der Version mit dem imaginierten mitfühlenden Menschen:

____

____

____

____

____

____

____

____

____

Nehmen Sie sich nach der Niederschrift Ihrer Mitgefühlserzählung täglich 20–30 Minuten Zeit, um sie sich vorzustellen. Da Sie sich nun nicht mehr nur erinnern, sondern sich dazu etwas Neues ausdenken, könnte diese Imagination schwieriger sein als die vorige. So mag die tröstliche Wirkung nicht sofort einsetzen, sondern erst nach und nach, je öfter Sie die Übung wiederholen. Sie werden feststellen, wie sich Ihre Aufmerksamkeit verschiebt: weg von Verletzung und Selbstkritik, hin zu Liebe und Wohlwollen. Damit legen Sie das Fundament, um in Momenten, in denen Sie an die Demütigung erinnert werden, sich selbst gegenüber mehr Mitgefühl entgegenzubringen.

Als Beispiel folgt nun die mitfühlende Version von Martins Demütigung am Arbeitsplatz.

*Bedingungslose Liebe und Wohlwollen habe ich von klein auf durch meinen Großvater erfahren. Ich stelle mir vor, wie er in diesen schrecklichen Konferenzen neben mir sitzt, imposant, stark und selbstbewusst. Er stellt Tom wegen dessen Beleidigungen zur Rede, fordert einen professionellen Umgang mit mir und weist ihn darauf hin, wie kompetent und gewissenhaft ich bin. Er legt seinen Arm um meine Schulter und sagt mir, dass Tom ein verbitterter und mit Komplexen behafteter Wüterich sei, der sich durch meine Anwesenheit bedroht fühle. Mein Opa erinnert mich daran, wie sehr meine Familie und meine Freund*innen mich lieben und schätzen. Ich spüre seine Wärme und Zuneigung, dass er mir etwas zutraut, mich für wertvoll hält. Als der starke Patriarch unserer weitverzweigten Familie, der mich kennt, seit ich auf der Welt bin, kann er mich von allen am besten beurteilen. Seine freundliche Stimme ist mein Schutzschild in Zeiten der Not.*

Instinktiv wissen wir, dass wir angesichts einer Traumatisierung, Gewalterfahrung oder Demütigung Mitgefühl und Unterstützung anderer Menschen brauchen. Dass es gut ist, sich das auch selbst zu geben, ist jedoch nicht so klar. Anschuldigungen, Kritik, Feindseligkeit und Bitterkeit heilen weder die verletzte Würde noch die angeschlagene Selbstachtung. Dafür sorgen nur Liebe, Güte, Wohlwollen und Verständnis. Die Übungen in diesem Abschnitt fördern eine Haltung des Selbstmitgefühls, doch Sie können noch mehr tun, um die Schäden der Demütigung zu überwinden.

7.5 Demütigung reduzieren (2): Das Gute in mir

Gedemütigt zu werden, verzerrt das Selbstbild aufs Schlimmste. Irgendwann hält man sich definitiv für einen schlechten Menschen, der nichts taugt und nichts wert ist. Geht Ihnen das auch so? Hat die Demütigung Ihnen ihren Stempel derart aufgedrückt, dass Sie all das vergessen haben, was an Ihnen gut und wertvoll ist? Aus dieser Misslage führt Selbstmitgefühl heraus. Aber das ist nicht der einzige Weg.

Ein zweiter Lösungsweg besteht darin, dass Sie sich das Positive in sich selbst zurückerobern sowie den Wert für Familie, Freund*innen, Arbeit und Ihr Umfeld. Von anderen Anerkennung, Wertschätzung und Wohlwollen zu erfahren, stärkt das Selbstwertgefühl. Gedemütigt zu werden, ist hingegen so entwürdigend und abwertend, dass man für solche positiven Rückmeldungen blind und taub wird. Daher beginnt der Wiederaufbau des zerstörten Selbstwertgefühls mit der wachsameren Wahrnehmung positiver Reaktionen. Halten Sie jede Gelegenheit, bei der Sie akzeptiert, geschätzt und respektiert werden, in einem Tagebuch fest.

ÜBUNG: Das Selbstwerttagebuch

Halten Sie jeden Tag alle Momente fest, in denen andere positiv auf Sie reagiert und ihr Wohlwollen oder ihre Wertschätzung zum Ausdruck gebracht haben, etwa in Form von Lob, respektvollem Zuhören oder einer Willkommensgeste. Notieren Sie so präzise wie möglich, was gesagt oder getan wurde und auch, in welchem Lebensbereich. Wurden Sie in einem bestimmten Kontext gedemütigt, beispielsweise im religiösen, geben Sie auf diesen besonders acht.

Lebensbereich	Ausdruck von Wertschätzung und Anerkennung durch andere, Erfolgserlebnisse
Beruf, Schule, Ausbildung, Studium	
Familie und enge Beziehungen	
Freundschaften und andere Kontakte	
Gesundheit und körperliche Fitness	
Freizeit und Erholung	
Soziales und gesellschaftliches Engagement	
Spiritualität und Religion	

Lesen Sie nach einigen Tagen, was Sie aufgeschrieben haben. Überrascht es Sie, wie oft die Menschen, die Ihnen wichtig sind, sich lobend, anerkennend oder respektvoll über Sie geäußert haben, etwa über Ihr Verhalten, Ihre Meinungen, Ihre Kenntnisse oder Ihren Charakter? Erhalten Sie in einigen Bereichen Ihres Lebens mehr positive Rückmeldungen als in anderen? Was sagen Ihre Tagebucheintragungen aus über Ihre Würde und Ihren Wert in den Augen der anderen? Falls Sie nicht so viel eingetragen haben – könnte es sein, dass Ihnen mancher positive Input entgangen ist? Womöglich hat Sie die Demütigung so verletzt oder demoralisiert, dass Ihr Gehirn die Anerkennung und Wertschätzungen der anderen buchstäblich ausblendet. In diesem Fall sollten Sie längere Zeit Tagebuch schreiben. Eventuell brauchen Sie jemanden, der oder die Ihnen dabei hilft, die positiven Eindrücke, die Sie täglich bei anderen hinterlassen, wahrzunehmen: einen Therapeuten, eine Freundin, Ihren Partner oder eine Familienangehörige.

Wer häufig und über längere Zeit gedemütigt wurde, braucht mehr Zeit, bis sich das Selbstwertgefühl wieder regeneriert hat. Bei Martin war das so. Als er schließlich kündigte und woanders anfing zu arbeiten, war sein Selbstwertgefühl nach dem jahrelangen Mobbing quasi auf null abgesunken. Er war überzeugt, dass die anderen ihm überlegen waren, hielt sich für inkompetent und traute sich nichts mehr zu. Er würde mehrere Wochen (oder sogar Monate) brauchen, um die Momente der Anerkennung und Wertschätzung von Seiten seiner neuen Kolleg*innen und Vorgesetzten in seinem Selbstwerttagebuch festzuhalten und den Schaden wieder rückgängig zu machen. Da bei ihm die Demütigung im beruflichen Kontext stattgefunden hatte, konzentrierte er sich auf die Wertschätzung, die er in diesen Lebensbereich erfuhr.

Wer eine Missbrauchsbeziehung beendet hat und nun ein neues Leben beginnt oder sich vielleicht auf eine neue Liebe einlässt, sollte sich viel Zeit lassen und im Bereich „Familie und enge Beziehungen“ eifrig positive Erfahrungen von Liebe und Respekt sammeln. Doch egal, um welchen Bereich es geht – da es leider häufig drei oder vier positive Erfahrungen braucht, um eine negative auszugleichen, erfordert dieser Prozess immer einige Mühe. Das Selbstwerttagebuch ist ein Mittel, die Wertschätzung, die Sie im Alltag erfahren, wieder bewusst zu registrieren. Mit der Zeit werden Sie die Folgen der Demütigung – das angeschlagene Selbstwertgefühl und die geschwächte Selbstachtung – rückgängig machen können.

Zusammenfassung

Was Sie in diesem Kapitel erfahren haben:

- Demütigung ist eine traumatische emotionale Erfahrung, bei der man von jemand höher Stehendem unverdient lächerlich gemacht, verachtet, schikaniert oder herabgewürdigt wird.
- Negative Gedanken und Erinnerungen an die Demütigung sind schmerzhaft und verursachen einen Verlust der Würde, der Selbstachtung und des Selbstwertgefühls.
- Das Arbeitsblatt „Demütigende Erlebnisse“ und die „Demütigungs-Checkliste“ dienen der Klärung, ob Ihr emotionales Problem hauptsächlich mit Demütigung zu tun hat.
- Um sich von einem emotionalen Trauma zu erholen, muss als Erstes die Demütigung beendet werden.
- Demütigungen sind überwindbar durch einen in mitgefühlfokussierten Übungen erlernbaren freundlicheren, gütigeren und nachsichtigeren Umgang mit sich selbst.
- Indem man bewusst auf Anerkennung und Wertschätzung durch andere achtet, kann man sein Selbstwertgefühl, seine Würde und den Respekt für sich selbst wieder aufbauen.

Ausblick

Opfer von Ungerechtigkeit, Misshandlung und Schikane fühlen sich gedemütigt. Doch Demütigung ist nicht die einzige negative Emotion, die mit Ungerechtigkeit einhergeht. Die Wut über die ungerechte Behandlung durch andere erzeugt Groll und Bitterkeit. Wenn diese sich als repetitive negative Gedanken einnisten, macht das unglücklich und reizbar, erzeugt Schmerz und Leid. Groll ist Thema des nächsten und letzten Kapitels.

8. Groll – und wie man ihn loslässt

Das Leben ist anstrengend. Ständig sollen wir Ansprüchen genügen, Verantwortung übernehmen, Herausforderungen meistern und Probleme lösen. In einer Wettbewerbsgesellschaft des 21. Jahrhunderts, die den Wert eines Menschen an dessen Leistung, Erfolg und Status misst, herrscht Stress. Wo wir stehen, wissen wir eigentlich nur durch den Vergleich mit anderen. Und alle spielen wir dieses Spiel mit, es scheint uns so natürlich wie das Atmen. Doch genau das ist der Haken! Sich mit anderen zu vergleichen ist riskant, denn nicht selten sieht es für uns so aus, als würden sie besser abschneiden. Und wenn wir die Ursache für ihren Erfolg in einem unverdienten Vorteil vermuten, führt das automatisch zu Groll. Dauerhafter Groll aber kann die Persönlichkeit so dominieren, dass man empfindlich und leicht reizbar wird, sich schnell empört und sofort an die Decke geht. Erkennen Sie darin sich selbst wieder oder jemanden aus Ihrem Bekanntenkreis? Vergleichen Sie sich mit anderen, nur um festzustellen, dass die wohl mehr Glück im Leben gehabt haben?

Dieses Kapitel beginnt mit der Geschichte von Mya, deren wichtigste Beziehungen von Groll überschattet sind. Anschließend befassen wir uns mit den Hauptmerkmalen dieser schwer zu bezähmenden Emotion. Ob diese dazu beiträgt, dass es Ihnen schlecht geht, können Sie dann mithilfe einiger Tests herausfinden. Abschließend folgen zwei Strategien zum Abbau von dauergrollbedingtem Stress: Dankbarkeit und Vergebung. Dankbar sein und vergeben, wenn man ungerecht behandelt wurde – wie soll das denn gehen? Klingt unmöglich, sagen Sie vielleicht. Aber anders kann man weder vom Groll ablassen noch seine negativen Folgen überwinden.

Myas Geschichte: Voller Groll

Mya, Buchhalterin und Mutter von zwei Kindern im Vorschulalter, führt ein erfülltes, aber auch recht anstrengendes Leben. Seit fünfzehn Jahren ist sie mit Andrew verheiratet. Im Alltagsstress ist ihre Ehe schal geworden, aber stabil geblieben. Die beiden sind finanziell abgesichert, haben einige gute Freund*innen, halten sich fit und gesund. Doch die relativ glückliche und unbekümmerte Studentin von einst hat sich mit den Jahren in eine ernste, eher schlecht gelaunte Zynikerin verwandelt. Mya merkt selbst, dass sie irgendwie immer genervt ist, viel mehr als früher, vor allem aber zu Hause und bei der Arbeit. Sie bekommt häufig Wutanfälle, ärgert sich dann über ihre mangelnde Selbstbeherrschung und schämt sich auch deswegen. Während die anderen vor allem ihre Wut und ihre Reizbarkeit wahrnehmen, sieht sie sich selbst am Rande einer Depression.

Mya beklagt sich oft, sie würde von ihren Freund*innen geschnitten, von Andrew ausgenutzt und im Büro unfair behandelt. Ihre Kolleg*innen bekämen Sonderzulagen, sie selbst ginge aber leer aus und würde aus demographischen Gründen nicht befördert. Zu allem Überfluss muss sie auch noch ihre Eltern pflegen, obwohl diese lieber ihre jüngere Tochter um sich hätten. Sogar ihre Kinder, die ihr doch eigentlich sehr am Herzen liegen, geben Anlass zur Klage: An ihr bleibt ein Großteil der Alltagspflichten hängen, womit sie Andrew den Rücken freihält für Sport, Spiel und Spaß mit den Kindern. Klar, dass sie sich lieber mit ihm vergnügen! Ob zu Hause, bei der Arbeit oder in der Nachbarschaft – Mya fühlt sich von allen unfair behandelt und sieht überall nur Ungerechtigkeit.

Die Spur des Grolls reicht weit zurück in ihre Kindheit, als Mya, die ungeliebte Tochter, einen Hass auf ihre jüngere Schwester entwickelte. Diese Erfahrung legte das Fundament für ihre Überzeugung, es gäbe überall Ungleichheit und Ungerechtigkeit, weshalb man stets „auf der Hut sein“ müsse. Weitere Erfahrungen als berufstätige Ehefrau und Mutter haben ihren Groll noch vertieft, sodass er jetzt mehr oder weniger ihr Leben dominiert und zu Stress und Streit auf der Arbeit wie im Privatleben führt. Andere nehmen sie wegen ihrer Empfindlichkeit und Reizbarkeit als schwierig wahr und so kommt es immer wieder zu Konflikten.

Myas Leben ist ein einziges Drama. Auch in ihr selbst hat der Groll Spuren hinterlassen: Sie ist ängstlicher geworden und zunehmend niedergeschlagen, weiß aber nicht warum. Äußerlich verläuft ihr Leben erfolgreich, doch innerlich ist sie frustriert, verletzt und aufgebracht. Warum kann sie nicht glücklicher und zufriedener sein, im Frieden mit sich selbst? Es ist der Groll, der ihr im Weg steht.

8.1 Wenn aus Groll Feindseligkeit wird

Wer die Privilegien anderer als ungerecht empfindet, kann sich benachteiligt, geschädigt oder sogar verletzt fühlen und mit Unmut, Ärger oder Zorn reagieren. Wie Scham ist Groll eine *moralische* Emotion: Es wird in Richtig und Falsch eingeordnet, zwischen angebracht und unangebracht unterschieden. Groll richtet sich jedoch auf andere Menschen. Verfestigt er sich zu einer feindseligen Haltung, ist der Blick derart auf falsche oder unfaire Verhaltensweisen und Eigenschaften anderer fixiert, dass man blind wird für die eigene verzerrte Denkweise. Das hat naheliegenderweise negative Folgen. Groll geht mit Wut, Neid und Schadenfreude einher (Feather & Sherman 2002), und weil man sich ja für eine gute und gerechte Sache einsetzt, vorübergehend auch mit dem Gefühl der Stärke: Man hält sich für einen intelligenten und kritischen Menschen, der sich dagegen wehrt, der Ungerechtigkeit auf dieser Welt zum Opfer zu fallen (Enright 2017). Auch aus diesem Grund kann Groll zu einer zynischen Haltung anderen gegenüber mutieren.

Als Mya erfährt, dass zusammen mit ihr noch zwei weitere Buchhalterinnen angestellt worden sind, erzeugt das bei ihr Unmut: Sie empfindet sie als Konkurrenz. Zunächst spornt sie das zu mehr Sorgfalt und forschem Auftreten an. Gleichzeitig jedoch beobachtet sie mit zunehmender Besorgnis, wie die Chefetage ihre Kolleginnen behandelt und registriert alle Vergünstigungen und Vorteile, die sie erhalten. Für sie steht fest: Die anderen beiden werden vorgezogen und das steht ihnen nicht zu. All das ist Wasser auf die Mühlen von Myas Groll. Unweigerlich muss sie immer öfter, länger und intensiver an die fehlende Anerkennung und Wertschätzung denken. Als nicht sie befördert wird, sondern Susan, eine der beiden anderen Buchhalterinnen, kann sie es kaum noch aushalten.

Ihre vergiftete Stimmung nimmt sie vom Arbeitsplatz mit nach Hause. Sie verbringt viel zu viel Zeit mit RND über die Ungerechtigkeit, die ihr in der Firma widerfährt. Allmählich wird ihr die Feindseligkeit zur zweiten Natur. Sie ist eifersüchtig, neidisch und boshaft und kann sich selbst nicht mehr leiden.

Vielleicht hat sich die Feindseligkeit auch in Ihr Leben eingeschlichen und Sie fragen sich jetzt, wie es nur so weit kommen konnte. Vielleicht erinnern Sie sich an frühere Zeiten, als Sie dem Leben gegenüber noch wohlgesonnen waren und anderen Menschen ihr Glück gönnten. Doch dann folgten Jahre, in denen Sie unfair behandelt wurden. Der aufgestaute Groll darüber hat Sie unzufrieden gemacht und Sie emotional auslaugt. Um besser mit diesem Zustand fertigzuwerden, müssen Sie verstehen, woraus Groll besteht. Seine sechs Hauptbestandteile sind:

1. *Wünsche und Sehnsüchte:* Es beginnt damit, dass man sich etwas wünscht, das einem persönlich sehr am Herzen liegt und das Selbstwertgefühl steigert, etwa einen Karrieresprung, das eigene Traumhaus, einen Luxusurlaub und dergleichen mehr. Aber auch immaterielle Dinge, wie beispielsweise das Lob und das Wohlwollen von nahestehenden Menschen, die Aufmerksamkeit von Höhergestellten oder aber berühmt, einflussreich oder allseits beliebt zu sein. Mya sehnte sich so sehr nach beruflichem Erfolg, weil sie sich dadurch wertgeschätzt fühlte.

2. *Missgunst:* Eine Person, die wir nicht mögen, erreicht unser ersehntes Ziel und je unsympathischer wir sie finden, desto größer wird unser Unmut (Pietraszkiewicz & Wojciszke 2014). Mögen wir sie, denken wir, es stehe ihr zu; mögen wir sie nicht, halten wir ihren Erfolg für unverdient oder erschlichen. Mya mochte Susan nicht – eine Kollegin im gleichen Alter mit ähnlicher Berufserfahrung. Bei jeder Anerkennung, die Susan erhielt, spürte Mya wachsenden Unmut. Mit Rachel kam sie viel besser zurecht und obwohl diese ebenfalls schneller aufstieg als sie selbst, machte ihr das nichts aus. Wie ist das bei Ihnen? Wen mögen Sie nicht? Missgönnen Sie diesen Leuten den Erfolg? Grollen Sie ihnen?

3. *Den Erfolg anderer als unverdient bewerten:* Der Groll ist umso stärker, wenn man den Erfolg, den man den anderen missgönnt, weil sie einem unsympathisch sind, auch noch für ungerechtfertigt hält (Feather & Sherman 2002). Wenn jemand Privilegien genießt oder etwas erreicht, kann das fair oder unfair sein. Doch wer will das entscheiden? Inwiefern es verdient ist oder nicht, darüber kann man streiten. Es gibt kaum objektive Maßstäbe dafür. Solche Bauchurteile verursachen nicht nur Groll, sondern auch Schadenfreude (Feather & Sherman 2002). Niemand gibt es gern zu, aber genau dorthin gelangt man, wenn man sich mit der Frage plagt, ob der Erfolg anderer verdient ist oder nicht.
   Mya hielt es für ungerechtfertigt, dass ihre jüngere Schwester von ihren Eltern so gelobt und bewundert wurde. Sie verdiente es nicht, weil sie am anderen Ende des Landes wohnte und sich an der täglichen Pflege nicht beteiligte. Viele Menschen würden ihr in diesem Punkt jedoch widersprechen, da im Allgemeinen davon ausgegangen wird, dass Elternliebe bedingungslos ist und Eltern ihre Wertschätzung nicht daran knüpfen, wie viel man für sie tut. Und wie ist das bei Ihnen? Glauben Sie häufig, dass andere mehr Erfolg haben oder mehr Vorteile genießen als sie verdienen? Bewerten Sie die Dinge oft danach, ob sie so sind, wie sie sein müssten, ob es gerecht und fair zugeht? Falls ja, könnten Sie anfällig sein für Groll.
4. *Beeinflussbarkeit/Kontrollierbarkeit:* Wenn jemand etwas erlangt, das sich nicht beeinflussen lässt, zum Beispiel einen Lottogewinn, kommt kein Groll auf. Vielleicht Neid, aber weder Unmut noch Wut. Letztere kommen nur auf, wenn man die Situation für kontrollierbar hält. Mya hatte einen Groll auf Susan, als diese befördert wurde, weil das eine beeinflussbare Entscheidung war, die auch anders hätte ausfallen können.
5. *Ungerechtigkeitsempfinden:* Wer glaubt, unfair behandelt worden zu sein, grollt besonders stark. Geschieht dies immer wieder, sieht man sich als Opfer. Auch das ist ein subjektives Urteil, das andere vielleicht nicht teilen. Ob man tatsächlich diskriminiert oder ungerecht behandelt wird, lässt sich manchmal nicht so leicht feststellen. Diskriminierungen, Vorurteile und Ungerechtigkeiten sind in unserer Gesellschaft gang und gäbe – wer kann da pauschal von sich behaupten, niemals unfair behandelt worden zu sein? Doch ist Ungerechtigkeit ein Gefühl oder eine Tatsache? Das zu entscheiden, ist gar nicht so einfach. Hier braucht es einen äußeren Maßstab, nach dem man sich richten kann, etwa in Form von Richtlinien und Gesetzen, nach denen sich beispielsweise entscheidet, wann jemand befördert wird, im Extremfall auch das Gericht. Doch leider fehlen oft klare Vorgaben, an die man sich halten könnte und es bleibt nur die eigene Sicht der Dinge. Wenn diese auch durch ein Ungerechtigkeitsempfinden geprägt ist, kommt häufig Unmut auf.
6. *Repetitives negatives Denken (RND):* Alle genannten Punkte sind die Samen, aus denen die Früchte des Grolls erwachsen und zur Ernte heranreifen. Was diesen Prozess jedoch erst ungesund macht, ist das RND. Wieder und wieder an diese andere unverdienterweise beschenkte Person und an die himmelschreiende Ungerechtigkeit zu denken, weil sie das erreicht hat, was man selbst für sich wollte, hat zur Folge, dass man den Groll immer weiter in sich hineinfrisst. Irgendwann ist man so damit beschäftigt, dass der Blick sich trübt und den Umgang mit anderen Menschen vergiftet. Im Extremfall steigert sich die Wut zum Hass. Von dieser Emotion dominierte Menschen reagieren übersensibel auf Ungerechtigkeit und Ungleichheit und halten den Erfolg anderer meist für unverdient. Sie neigen zu Misstrauen, Zynismus, Streitlust und zum Nörgeln. Angetrieben von repetitiven negativen Gedanken über die Ungerechtigkeit des Lebens, wie andere den Erfolg einheimsen, der eigentlich ihnen selbst zugestanden hätte, entwickeln sie sich – obwohl sie das nie wollten – zu Menschenfeinden.

Abbildung 8.1 fasst die wichtigsten Etappen des Prozesses zusammen, im Laufe dessen sich Groll zusammenbraut. Sehen Sie, worauf sie hinauslaufen? Auf RND, und zwar über Ungerechtigkeit. Und damit ist die Bahn frei für den Groll.

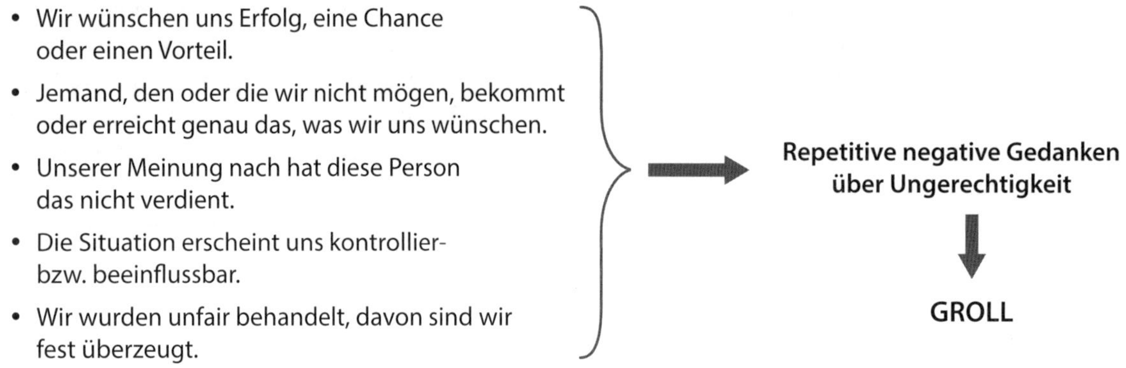

Abbildung 8.1: Der Entstehungsprozess anhaltenden Grolls

8.2 Groll: Testen Sie sich

Weil Groll besonders unangenehm ist, bemerkt man ihn eher bei den Mitmenschen als bei sich selbst, und wenn Freund*innen, Kolleg*innen oder Familienangehörige einen darauf hinweisen, gibt man ihn nicht gern zu oder spielt ihn herunter. Deshalb ist die Selbsteinschätzung hier schwieriger als bei den anderen im Buch beschriebenen negativen Emotionen. Finden Sie mithilfe der Fragen der nächsten Übung heraus, ob Sie ein Problem mit Groll haben.

ÜBUNG: Bittere Erfahrungen

Sie werden nun nach Vorkommnissen gefragt, die Unmut bei Ihnen hervorgerufen haben. Schreiben Sie Ihre Antworten auf die Freizeilen.

1. Haben Sie etwas, das Ihnen wichtig, für Sie von Vorteil oder erstrebenswert ist, nicht erreicht, weil Sie ungerecht behandelt wurden? Falls ja, beschreiben Sie, was Sie erlebt haben.

   a. ______________________________

   b. ______________________________

   c. ______________________________

2. Hat jemand aus Ihrem Bekanntenkreis genau das bekommen, was Sie sich wünschen? Hat er oder sie die Chance oder den Erfolg Ihrer Meinung nach verdient? Wenn Sie das glauben, erklären Sie bitte kurz, warum.

   a. ______________________________

   b. ______________________________

   c. ______________________________

3. Hat diese unverdient glückliche Person Ihnen etwas angetan, Ihnen geschadet, Sie verletzt oder beleidigt? Meiden Sie sie? Reagieren Sie übertrieben empfindlich auf sie? Falls ja, beschreiben Sie kurz einige Situationen, in denen Sie mit dieser Person zu tun hatten.

   a. ____

   b. ____

   c. ____

Falls Sie die Dinge, nach denen hier gefragt wird, tatsächlich erlebt haben und Ihr Denken der Linie „Wunsch – Gerechtigkeit – unverdientes Glück“ folgt, dann sind das die besten Entstehungsbedingungen für Groll. Falls Sie mit den Fragen nicht viel anfangen können, ist wahrscheinlich Groll nicht die Ursache dafür, dass es Ihnen schlecht geht.

Über bittere Erfahrungen zu grollen, ist eine Sache, etwas anderes ist es, jemandem feindselig gesinnt zu *sein*. Die nächste Checkliste hilft Ihnen zu klären, inwiefern Groll für Sie ein massives persönliches Problem ist.

ÜBUNG: Groll – die Checkliste

Bewerten Sie auf einer Dreipunkteskala, wie genau die folgenden Aussagen auf Sie zutreffen.

0 = nicht zutreffend, 1 = teilweise zutreffend, 2 = zutreffend

Aussage	0	1	2
1. Ich erkenne eher als andere Leute, wenn etwas in meinem Umfeld nicht gerecht oder fair zugeht.			
2. Ich vergleiche mich häufig mit anderen und will mindestens so gut sein wie sie, wenn nicht sogar besser.			
3. Ich nehme Dinge schnell persönlich.			
4. Ich habe einen ausgeprägten Gerechtigkeitssinn und spüre deutlich, was richtig und falsch ist, was zu tun ist und wie man sich anderen gegenüber verhalten sollte.			
5. Ich bin sehr ehrgeizig und bestrebt, persönlich wichtige Ziele zu erreichen und Erfolg zu haben.			
6. Ich glaube, ich wurde bislang unfairer behandelt als andere Leute, die ich kenne.			
7. Mir ist aufgefallen, dass viele Menschen unverdient in den Genuss von Erfolgen oder Privilegien gekommen sind.			
8. Ich denke oft, dass die Menschen, die mir wichtig sind, mich nicht wertschätzen.			
9. Dass andere mehr Vorteile genießen als ich, ärgert mich und macht mich oft wütend.			

Aussage	0	1	2
10. Mich über die Erfolge anderer Leute zu freuen, fällt mir schwer.			
11. Ich beiße mich richtig daran fest, wenn jemand eine Vergünstigung erhält, die viel eher mir gebührt hätte.			
12. Ich denke häufig darüber nach, wie Entscheidungen zu meinen Gunsten hätten ausfallen können.			
13. Wenn jemand versagt, den oder die ich nicht mag, dann – ich gebe es zu – freut mich das.			
14. Ich habe ein recht zynisches Weltbild und halte Menschen generell für egoistisch und rücksichtslos.			
15. Ich beschwere mich oft darüber, dass ich schlecht behandelt werde.			
16. Andere finden, dass ich „empfindlich" bin und irgendwie defensiv reagiere.			
17. Ich denke oft darüber nach, dass ich übervorteilt oder um einen Erfolg betrogen werde.			
18. Ich komme nicht umhin, mich sogar mit unsympathischen Leuten aus meinem Bekanntenkreis zu vergleichen.			

Wenn Sie bei mehr als neun Aussagen die 1 oder die 2 angekreuzt haben, dann haben Sie wahrscheinlich einigen Groll in sich aufgestaut. Da diese Checkliste neu ist und noch nicht auf ihre Aussagefähigkeit hin getestet werden konnte, dient sie nur zur groben Einschätzung, ob dieses Problem Ihre zwischenmenschlichen Beziehungen in Mitleidenschaft zieht – was wohl eher nicht der Fall ist, wenn Sie nur wenige Punkte als zutreffend bewertet haben.

Im Arbeitsblatt oben zählt Mya mehrere bittere Erfahrungen auf, die hauptsächlich mit ihrer Arbeit zu tun hatten. Sie ist frustriert, weil man ihr Steine in den Weg gelegt hat. Mühelos kann sie sich an all die Male erinnern, wo ihre harte Arbeit nicht honoriert wurde und sie unfairerweise keine Beförderung oder Gehaltserhöhung bekommen hat. Sie ist fest davon überzeugt, dass ihre Vorgesetzten etwas gegen sie haben und Susan bevorzugen, obwohl an der doch gewiss nichts Besonderes war. Und trotzdem stand Susan dauernd im Rampenlicht, wahrscheinlich nur wegen ihrer aufgeschlossenen, koketten und manipulativen Art, mit der sie sich bei den männlichen Vorgesetzten einen Vorteil verschaffte. Je mehr Mya über die Vorgänge in der Firma nachdenkt, desto mehr ärgert sie sich über die Dummheit der Männer. Wie leicht sie sich um den Finger wickeln ließen – es macht sie wütend. Sie geht Susan soweit wie möglich aus dem Weg, ertappt sich jedoch dabei, dass sie sich häufiger am Tratsch über die Firmenpolitik beteiligt und ihren Unmut nun offen preisgibt. Sie dachte eigentlich, sich ganz gut beherrschen und ihre wahren Gefühle für sich behalten zu können. Doch wie sie sich jetzt eingestehen muss, sickert ihre Feindseligkeit immer wieder durch und das beunruhigt sie immens.

8.3 Konfrontieren Sie sich mit Ihrem Groll

Als verbittert bezeichnet zu werden, ist geradezu eine Beleidigung. Daher ist es verständlich, dass die meisten Menschen es nicht wahrhaben wollen, wenn sie es sind. Man merkt die Wut, die Gereiztheit und die niedrige Frustrationstoleranz, aber nicht den darunter schwelenden Groll. Falls Sie oft und leicht aus der Haut fahren, sollten Sie vielleicht einmal überlegen, ob Sie innerlich grollen.

Falls Ihre Antwort (und Ihre Schlussfolgerung nach den Übungen oben) „ja" lautet, empfehle ich, dass Sie Einsicht zeigen und sich ehrlich und bereitwillig mit Ihrer unerwünschten Eigenschaft auseinandersetzen. Zuzugeben, dass man unter so einer hässlichen Sache leidet, erfordert Mut. Das Eingeständnis negativer Persönlichkeitsmerkmale ist jedoch der wichtigste Schritt, um sie positiv zu verändern. Nur so klingt der Groll ab. Falls Ihnen nach den Übungen Zweifel kommen, ob Sie häufig unter einer negativen Einstellung, unter Wut, Neid und Eifersucht leiden, weil Sie einen Groll hegen, könnten Sie einen Menschen fragen, der Sie gut kennt und dessen Meinung Sie respektieren und akzeptieren. Meistens hilft das. Vergessen Sie nicht, dass andere Ihren Groll wahrnehmen, bevor Sie das selbst tun.

Sobald Sie dazu stehen können, dass Sie grollen und dass Sie ein Problem damit haben – ohne dem funktioniert es wirklich nicht! –, können Sie sich an die Arbeit machen und Ihren Umgang damit mithilfe von zwei Herangehensweisen ändern: Dankbarkeit und Vergebung.

8.4 Dankbarkeit

Das Gegenteil von grollen ist zu danken. Führen Sie sich das vor Augen. Es bedeutet anzuerkennen, dass andere uns etwas Gutes getan oder einen Gefallen erwiesen haben. Dankbare Menschen empfinden das, was sie im Leben haben, als ausreichend, wissen die einfachen Freuden zu schätzen und erkennen bereichernde Erfahrungen. Sie können es wahrnehmen, wenn jemand anders ihnen weiterhilft, ihnen einen Vorteil verschafft oder sie in irgendeiner anderen Form beschenkt – und sie können sich auch dafür bedanken. Dankbarkeit trägt dazu bei, dass man glücklich und mit dem Leben zufrieden ist, sorgt für positive Emotionen und bessere zwischenmenschliche Beziehungen (Dickens 2017).

Dankbare Menschen haben eine positive, wertschätzende Lebenseinstellung. Wie Sie in der Tabelle sehen, könnte der Kontrast zu der negativen, zynischen Haltung der Feindseligkeit nicht größer sein.

Feindseligkeit	Dankbarkeit
■ Fokus auf Ungerechtigkeit, Diskriminierung und die schlechte Behandlung durch andere	■ Fokus auf die wohltuende, gute Behandlung durch andere
■ empfinden die Begünstigung als unverdient und zum eigenen Nachteil	■ empfinden andere als freundlich und großzügig
■ beneiden andere um deren Vorteile und betrachten ihren Gewinn als Verlust für sich selbst	■ freuen sich über den Erfolg der anderen und äußern sich anerkennend über das Geleistete
■ selbstbezogene Anspruchshaltung	■ empathische Demut
■ negatives, misstrauisches und kritisches Weltbild	■ positives, tolerantes und solidarisches Weltbild

Eine feindselige Gesinnung wirkt emotional belastend, eine dankbare hingegen generiert positive Emotionen und verbessert das Wohlbefinden. Deshalb ist Dankbarkeit eine der wirksamsten Strategien gegen den Groll. Der Wechsel von einem zum anderen ist jedoch eine riesige Herausforderung. Es ist ein mühevoller Prozess, der Entschlossenheit erfordert. Die gute Nachricht lautet: Dankbarkeit (und damit ein erhöhtes Wohlbefinden) ist erlernbar. Hierfür gibt es bestimmte Interventionen (Dickens 2017), zum Beispiel den zweistufigen Ansatz, mithilfe dessen Sie bei feindseligem RND Ihre Dankbarkeit zum Ausdruck bringen.

ÜBUNG: Eine Bestandsaufnahme des Grolls

Schauen Sie sich als Erstes noch einmal Ihre Notizen zur Übung „Bittere Erfahrungen" an. Beantworten Sie anschließend drei Fragen. Konzentrieren Sie sich auf das Erlebnis, über das Sie am meisten nachdenken. Falls es mehrere sind, schreiben Sie die drei jeweiligen Antworten auf ein zusätzliches Blatt Papier.

1. Stellen Sie sich vor, jemand war bei dem Erlebnis dabei. Was würde diese Person über Sie sagen, wenn sie findet, dass Sie nicht unfair behandelt wurden, beziehungsweise dass der Erfolg Ihrer vermeintlichen Widersacher tatsächlich verdient war?

____

____

____

2. Was hat der Groll Sie gekostet? Machen Sie eine Liste aller negativen Folgen für Sie, Ihre Beziehungen und Ihre Fähigkeit, ein produktives und befriedigendes Leben zu führen.

a.	d.
b.	e.
c.	f.

3. Wie könnten Sie die Geschichte so zurechtrücken, dass Sie fair behandelt wurden und die beneidete Person das bekam, was ihr gebührte?

____

____

____

____

Haben Sie die Übung von Anfang bis Ende durchführen können? Sieht Ihre bittere Erfahrung nun anders aus? Ihr wurde eine weitere Perspektive hinzugefügt, ihre negativen Folgen liegen offen auf dem Tisch, zusammen mit verschiedenen realistischen positiven Umgangsmöglichkeiten. Sehen Sie, wie sinnlos Ihre Feindseligkeit ist? Sind Sie bereit, den Groll als ungesunde Reaktion auf Enttäuschungen, Verluste und Misserfolge aufzugeben?

Falls Sie die Fragen nicht beantworten konnten, überlegen Sie, ob Sie eine Freundin, Ihren Partner oder Therapeuten dazu holen. Vielleicht haben Sie sich so sehr daran gewöhnt, die Situation aus diesem feindseligen Blickwinkel zu betrachten, dass Sie ohne Hilfe nichts daran ändern können.

Mya ärgert sich oft über ihre besten Freundinnen. Sie bezogen sie selten mit ein, bestimmt wollten sie lieber unter sich bleiben, argwöhnt sie. Und wenn sie sie zu einer gemeinsamen Unternehmung einluden, dann häufig erst in letzter Minute, was bei Mya ganz besonderen Unmut erregt. Als Antwort auf die erste Frage nach dem Kommentar des Beobachters schreibt sie, er würde sie für zu sensibel halten und sich an die vielen Male erinnern, wo eine ihrer Freundinnen nicht eingeladen wurde, Mya aber schon. Dass Mya häufig erst in letzter Minute Bescheid bekam, würde er anders begründen, vielleicht damit, dass die anderen sie nicht von Anfang an fragen, weil sie denken, sie hätte wegen ihrer vielen Arbeit keine Zeit. Aber kurz vor knapp würde Mya ihnen dann doch fehlen und dann fragen sie sie. Möglicherweise denken Sie also mehr an Mya, als ihr bewusst sei.

Bei der zweiten Frage kann Mya mehrere negative Auswirkungen ihres Grolls aufführen: (1) Sie reagiert aggressiver und kritischer auf ihre Freundinnen; (2) die anderen haben weniger Lust, auf sie zuzugehen und Zeit mit ihr zu verbringen; (3) sie wird anderen unsympathisch; (4) ihr Freundeskreis schrumpft und ihre Einsamkeit wächst; (5) ihr Selbstwertgefühl leidet zunehmend. Aus dieser Liste kann Mya entnehmen, welch hohen Tribut der Groll gegen ihre Freundinnen von ihr einfordert.

Die dritte Frage findet Mya zunächst schwierig, doch dann gelangt sie zu folgenden hilfreichen Erkenntnissen: Schlussendlich kann sie ihre Freundinnen nicht zwingen, sie anders zu behandeln. Ihr bleibt nur, die Initiative zu ergreifen, auf die anderen zuzugehen und sich mit ihnen zu verabreden. Wenn sie schon so viele Jahre lang mit ihr befreundet sind, dann wahrscheinlich, weil sie Mya mögen und wertschätzen. Von dieser Prämisse würde sie ausgehen, sofern ihr die anderen nicht klar und deutlich mitteilten, dass sie unerwünscht sei. Sie beschließt, es ist Zeit, den Groll loszulassen und die von ihm verursachten Wunden durch eine positivere, dankbarere Haltung zu heilen.

Dieser Heilungsprozess beginnt mit einer Bestandsaufnahme. Machen Sie sich Folgendes klar: Erstens, Groll vergiftet; zweitens können Sie Dinge, die Sie als ungerecht empfinden, auch anders betrachten; drittens können Sie rückwärtig nichts ändern, sondern nur vorwärtsgehen. „S‘isch wie‘s isch“ – wenn Sie das für Ihre bitteren Erfahrungen akzeptieren können, dann sind Sie bereit für den nächsten Schritt: Lernen Sie die Kunst der Dankbarkeit.

ÜBUNG: Das Dankbarkeitstagebuch

Dankbarkeit können Sie am besten trainieren, indem Sie alle positiven Erlebnisse und Erfolge, kleine wie große, triviale wie prägnante (oder gar lebensverändernde), alle erhaltenen Wohltaten und Gunsterweisungen täglich notieren – je mehr, desto besser. Welche Menschen und Umstände haben sie möglich gemacht? Führen Sie dieses Tagebuch über mehrere Wochen und kopieren Sie das Arbeitsblatt oder nutzen Sie die Downloadmöglichkeit.

Wochentag	Positive Erlebnisse und Erfolge	Menschen und Umstände
Sonntag		
Montag		
Dienstag		
Mittwoch		
Donnerstag		
Freitag		
Samstag		

Haben Sie täglich mindestens ein positives Erlebnis gefunden, für das Sie dankbar sein können? Wahrscheinlich geht Ihnen manches durch die Lappen, weil Sie mit der Aufmerksamkeit woanders sind. Falls Ihr Groll schon seit Jahren schwelt, wird es Sie einige Übung kosten, auf positive Erfahrungen zu achten. Ein Einstellungswechsel wird sich erst nach mehreren Wochen bemerkbar machen. So lange müssen Sie das Tagebuch weiterführen. Sollten Sie Schwierigkeiten haben, wenigstens eine positive Sache am Tag aufzuschreiben, lassen Sie sich von einem Freund oder einer Freundin, Ihrer Partnerin oder Ihrem Therapeuten auf die Sprünge helfen.

Damit es so effektiv wie möglich ist, sollte das Dankbarkeitstagebuch zu einer täglichen Übung werden, mit der Sie sich psychisch fithalten. Machen Sie es sich zur Gewohnheit wie Sport oder Yoga. Wenn Sie da nur zweimal die Woche hingehen, bringt das gesundheitlich nicht so viel. Und genauso verhält es sich mit dem Dankbarkeitstagebuch. Es muss täglich und über einen längeren Zeitraum geführt werden. Haben Sie sich erst einmal daran gewöhnt, werden Sie feststellen, wie wirksam das den Groll vertreibt. Das liegt daran, dass Sie Ihre Aufmerksamkeit nicht mehr auf das Negative, sondern vermehrt auf das Positive richten, und das wiederum steigert das persönliche Wohlbefinden, stärkt die Zufriedenheit – und macht glücklicher (Dickens 2017).

Es gibt eine weitere wirkungsvolle Möglichkeit: Bedanken Sie sich bei denen, die für all das Gute, das Sie erlebt und aufgeschrieben haben, verantwortlich sind. Nichts untermauert eine dankbare Einstellung so fest wie Taten. Sagen Sie Ihren Mitmenschen, wie sehr Sie deren Freundlichkeit zu schätzen wissen – das ist eine ausgezeichnete Investition.

8.5 Vergebung

Ist Ihnen das Dankbarsein schwergefallen? Dann kommen wir nun zu einem Konzept, das grollenden Menschen noch mehr abverlangt: Vergebung. Abgesehen davon, dass Gnade ein uraltes Grundprinzip vieler Religionen ist, belegen auch neuere wissenschaftliche Erkenntnisse, dass es eine von Groll geschädigte psychische Gesundheit wiederherstellt, wenn man erfahrene Ungerechtigkeit oder Benachteiligung vergeben kann (Enright & Fitzgibbons 2015). Das ist jedoch beileibe nichts für Hasenfüße, sondern ein schwieriger und sich manchmal über Monate oder sogar Jahre hinziehender langwieriger Prozess. Man wacht eben nicht eines Morgens auf und weiß: „Heute ändere ich meine Einstellung zu meinem Widersacher und vergebe ihm." Es ist aber möglich, sich diesem Ziel schrittweise zu nähern.

ÜBUNG: Der Kränkungsbrief

Natürlich ist man gekränkt, wenn man ungerecht behandelt wird. Doch es ist möglich, die Kränkung zu verarbeiten, und hier ist Ihre Vorstellungskraft gefragt. Schreiben Sie der Person, die Ihnen gegenüber unfair gewesen ist, einen ca. 10-15-zeiligen offenen und ehrlichen Brief, und zwar im Präsens, um zu zeigen, dass Sie immer noch verletzt sind. Wenn Sie ihn beendet haben, nehmen Sie sich mehrmals die Woche 20 Minuten Zeit, um sich vorzustellen, wie Sie besagter Person den Brief im Brustton der Überzeugung vorlesen. [Tun Sie das aber nicht wirklich, es sei denn, Ihr Therapeut schlägt Ihnen das vor: Der Kränkungsbrief ist nur für Sie bestimmt, für Sie ganz allein.] Wenn Sie wollen, können Sie anschließend Änderungen anbringen. Der Brief sollte folgende Punkte umfassen:

- eine Schilderung dessen, was Sie so gekränkt hat
- wie stark und wie lange Ihre Gefühle verletzt worden sind
- die negativen Auswirkungen, die das falsche oder ungerechte Verhalten auf Ihr Leben und Ihr emotionales Wohlbefinden hat
- warum Sie eine solch unfaire Behandlung nicht verdient haben
- warum die Person, der Sie grollen, den Erfolg oder Vorteil Ihrer Meinung nach nicht verdient hat
- wie sie es wiedergutmachen könnte

Nutzen Sie für Ihren Brief die dafür vorgesehenen Freizeilen. Falls der Platz nicht reicht, nehmen Sie ein weiteres Blatt Papier.

Konnten Sie über Ihre Kränkung schreiben? Hat sie sich irgendwie verändert, nachdem Sie sich mehrere Male vorgestellt haben, der betreffenden Person den Brief zu übergeben? Häufig beruhigen sich Emotionen, wenn man sie wiederholt konfrontiert, selbst dann, wenn es nur in der Fantasie geschieht. Haben Sie vielleicht auch neue Seiten an Ihrem Verletzt-Sein entdeckt? Oder sind Sie zu dem Schluss gekommen, dass Sie überreagieren oder dass die Sache längst vorbei ist und sich nichts mehr daran machen lässt? Spüren Sie, wie Sie sich durch das Briefschreiben dem Punkt nähern, an dem Sie loslassen können?

Lassen Sie sich nun von Mya inspirieren und von ihrem Brief an Susan, die anscheinend in der Firma bevorzugt wird.

> *Hallo Susan, du hast mich mit deiner arroganten und überheblichen Art in jeder Hinsicht tief verletzt. Wir haben beide zur selben Zeit hier in der Firma angefangen, doch ich habe sofort gemerkt, dass du auf mich herabschaust. Du hast mich so oft vor der Geschäftsleitung kritisiert und in Verlegenheit gebracht [hier könnten konkrete Beispiele folgen]. Ich habe mich bemüht, freundlich zu dir zu sein, doch du hast mich einfach abblitzen lassen. Du verstehst es, andere zu manipulieren und mit deinem Charme einzuwickeln, damit du bevorzugt und befördert wirst. Ich habe viel härter gearbeitet als du, doch niemand hat das je zur Kenntnis genommen, weil dein Stern in den Augen der anderen immer heller gestrahlt hat. Dadurch habe ich angefangen, an meiner Kompetenz zu zweifeln und frage mich, ob ich es beruflich jemals zu etwas bringen werde. Seit Jahren fühle ich mich geringgeschätzt. Nach der Arbeit komme ich ganz erledigt und verzweifelt nach Hause, bin ständig schlechtgelaunt, gereizt und ungeduldig. Du bist bestimmt nicht schlauer als ich und auch keine bessere Buchhalterin, aber du weißt eben, wie du bekommst, was du willst und machst alle platt, die dir im Weg sind. Ich verdiene es nicht, so an den Rand gedrängt zu werden. Ich will, dass du aufhörst, so egoistisch, überheblich und rücksichtslos zu sein und dass du mich achtest und respektierst.*

Die Konfrontation mit der Kränkung ist wohl der leichtere Teil des Vergebungsprozesses. Der nächste Schritt ist noch schwieriger: Sich ausgerechnet in die angefeindete Person hineinzuversetzen und ihr dadurch verständnisvoll, mitfühlend und nachsichtig zu begegnen. Das kostet wirklich einige Überwindung. Arbeiten Sie mithilfe der folgenden Übung an dem Bild, das Sie sich von der angefeindeten Person machen, und ändern Sie es.

ÜBUNG: Wachsen Sie über sich selbst hinaus

Wenn wir wütend, verletzt oder verbittert sind, betrachten wir die Situation allzu leicht nur noch aus der eigenen Perspektive. Überwindung bedeutet, über den eigenen Standpunkt hinauszuwachsen und den der anderen einzunehmen. Sie, die verletzte Person, schlüpfen in die Haut der Person, die Sie verletzt hat. Dies erfordert einen enormen Haltungswechsel. Moralisch gesehen mögen Sie zwar jedes Recht haben, wütend oder gekränkt zu sein, doch zugunsten der Vergebung verzichten Sie freiwillig darauf (Enright & Fitzgibbons 2015). Dieser Prozess erfolgt in zwei Schritten.

1. Schritt: Beschreiben Sie drei Vorfälle, in denen die Person, über die Sie sich ärgern, sich Ihnen gegenüber falsch verhalten und Sie ungerecht behandelt hat (siehe noch einmal das Arbeitsblatt „Bittere Erfahrungen", Seite 130). Beschreiben Sie präzise, was passiert ist, die Umstände, wer dabei war, wie Sie reagiert haben und was das mit Ihnen gemacht hat.

Vorfall Nr. 1 ____________________

Vorfall Nr. 2 ____________________

Vorfall Nr. 3 ____________________

2. Schritt: Versetzen Sie sich bei jedem Vorfall in die betreffende Person. Stellen Sie sich vor, Sie *sind* dieser Mensch. Folgende Fragen, sollen Ihnen dabei helfen.

- Was hat die Person, über die Sie sich ärgern, dazu veranlasst, Sie so zu behandeln?
- Sollte die unfaire Behandlung Sie gezielt verletzen oder ist das eher zufällig passiert?
- Welches Bild hat die andere Person von Ihnen? In welcher Hinsicht könnte sie Sie problematisch finden?
- War die andere Person sich über die negativen Folgen ihres Verhaltens im Klaren?
- Welche persönlichen Probleme oder schwierigen Lebensumstände könnten möglicherweise zu der unfairen Behandlung beigetragen haben?

Schreiben Sie nun eine verständnisvollere, nachsichtigere und einfühlsamere Version der kränkenden Vorfälle.

Vorfall Nr. 1 aus anderem Blickwinkel ______________________________

____

____

____

Vorfall Nr. 2 aus anderem Blickwinkel ______________________________

____

____

____

Vorfall Nr. 3 aus anderem Blickwinkel ______________________________

____

____

____

Wenn Sie alle Vorfälle (aus dem anderen Blickwinkel) umgeschrieben haben, stellen Sie sich mehrmals die Woche vor, Sie wären diese andere Person. Dank der Übung werden Sie mit der Zeit feststellen, wie sich Ihre Einstellung allmählich ändert und dass Sie schließlich verzeihen können. Falls Sie aktuell etwas erleben, das Ihre mitfühlendere und nachsichtigere Einstellung unterstützt, schreiben Sie das unbedingt auf. Ist der andere Mensch vielleicht nicht so schlecht, wie Sie gedacht haben?

Myas Ärger hat sich zu einem solch tiefen Groll aufgestaut, dass Sie kein gutes Haar mehr an Susan lässt. Doch seit sie sich in sie hineinversetzt, hat sie Verständnis dafür, dass sie mehr bekommt als ihr augenscheinlich zusteht. Susan achtet so sehr auf sich selbst, zum einen weil sie als Quereinsteigerin versucht, die verlorene Zeit aufzuholen, und zum anderen, weil sie sich von ihrem gewalttätigen Partner getrennt hat und ihre beiden Kinder nun allein großzieht. Sie traut anderen nicht über den Weg und scheut auch den Wettkampf nicht. Sie hat sich geschworen, sich nie mehr von irgendwem ausnutzen zu lassen und sieht in Mya wahrscheinlich eine potenzielle Gefahr für ihren Erfolg. All das rechtfertigt zwar nicht die unfreundliche und unfaire Art, mit der sie auf Mya reagiert, doch indem diese sich in die Lage der anderen versetzt, kann sie ihr vergeben.

Um die heilende Wirkung der Vergebung zu erfahren, reicht es nicht, einfach anders über die betreffende Person zu *denken*. Das *Verhalten* zu ändern ist genauso wichtig. Sicher haben Sie sie vor lauter Verbitterung wie Luft behandelt, verächtlich gemacht oder kritisiert, haben Streit mit ihr gesucht oder sie richtiggehend bekämpft. In der letzten Übung des Vergebungsprozesses können Sie herausfinden, wie Sie freundlicher, mitfühlender und nachsichtiger sein können.

ÜBUNG: Nachsichtiges Verhalten

Es folgt eine Checkliste mit negativen Verhaltensweisen im Umgang mit anderen Menschen. Kreuzen Sie diejenigen an, die Sie der betreffenden Person gegenüber zeigen.

☐ wie Luft behandeln	☐ tratschen	☐ Schadenfreude
☐ Streit suchen	☐ unterbrechen	☐ in Verlegenheit bringen
☐ kritisieren	☐ laut werden, schreien	☐ täuschen, irreführen
☐ Rache üben	☐ widersprechen	☐ boykottieren
☐ aus dem Weg gehen	☐ von oben herab behandeln	☐ aggressiv reagieren
☐ Blicken ausweichen	☐ sich beschweren	☐ herumkommandieren

Überlegen sie als Nächstes, wie Sie die markierten Verhaltensweisen ändern könnten. Wie könnten Sie mehr Rücksicht, Sympathie und Barmherzigkeit zum Ausdruck bringen? Wie könnten Sie zeigen, dass Sie der Person, der Sie grollen, vergeben haben, obwohl sie es vielleicht nicht verdient hat? Wie könnten Sie mit jemandem, der Sie gekränkt hat, trotzdem mitfühlen, sozusagen Gnade walten lassen? Das beginnt ja damit, dass man jemanden, den man nicht ausstehen kann, respektvoll, zuvorkommend und gut behandelt. Nennen Sie fünf Möglichkeiten, die das Gegenteil der von Ihnen markierten Verhaltensweisen sind und sie ausgleichen.

Positive Verhaltensweise Nr. 1: ______________________________

Positive Verhaltensweise Nr. 2: ______________________________

Positive Verhaltensweise Nr. 3: ______________________________

Positive Verhaltensweise Nr. 4: ______________________________

Positive Verhaltensweise Nr. 5: ______________________________

Der letzte Schritt der Übung besteht darin, die verzeihende Einstellung in die Tat umzusetzen und die positiven Verhaltensweisen im Umgang mit der betreffenden Person anzuwenden. Dies erfordert enorm viel Mühe und Entschlossenheit, besonders wenn die zu korrigierende Beziehung schon jahrelang negativ gefärbt ist. Es empfiehlt sich, die positiven Begegnungen und Gespräche ebenfalls im Tagebuch festzuhalten: Das motiviert und ermutigt zum Weitermachen.

Der Prozess der Vergebung, der, wie bei der Dankbarkeit, auch eine veränderte Lebenseinstellung und Haltung erfordert, ist langwierig und deshalb sollte man ihn unbedingt im eigenen Tempo vollziehen. Die Wut, die Bitterkeit, der auf Verlust und Ungerechtigkeit fixierte und häufig auch auf Rache sinnende Groll – all das fordert einen hohen persönlichen Tribut, besonders wenn man von den hartnäckigen negativen Gedanken über die unfaire Behandlung nicht loskommt. Dankbarkeit und Vergebung machen den Weg frei vom Groll und richten die Aufmerksamkeit wieder auf Werte, die anzustreben sich wirklich lohnt.

Zusammenfassung

Was Sie in diesem Kapitel erfahren haben:

- Groll macht wütend. Er braut sich zusammen, wenn uns scheint, dass wir durch die unverdienten Privilegien anderer geschädigt oder verletzt werden und immer wieder darüber nachdenken.
- Zu Verbitterung gesteigerter Groll ist ein Produkt bestimmter Lebensumstände und zwischenmenschlicher Kontakte. Mithilfe der Übungen „Bittere Erfahrungen" und „Groll – die Checkliste" können Sie herausfinden, ob Sie sich in grollenden negativen Gedanken und Gefühlen verfangen haben.
- Dankbarkeitstraining wirkt ausgezeichnet gegen den emotionalen Stress des hartnäckigen Nachdenkens über ungerechte Behandlung.
- Das stärkste Mittel gegen Verbitterung ist Vergebung. Es erfordert ein inniges Verständnis der Person, gegen die man einen Groll hegt, ebenso Mitgefühl und Nachsicht. Dieser mehrstufige Prozess braucht Zeit, Mühe und Engagement und ist eigentlich eine nie endende Lebensaufgabe. Ohne die Bereitschaft zu verzeihen kann man den Groll nicht loslassen.

Zum Abschluss

Sie sind am Ziel: Herzlichen Glückwunsch! Hat sich das wie ein Langstreckenlauf angefühlt? Wie ein ausgiebiges Training im Fitnessstudio? Die bearbeiteten Zustände – Sorge, Grübeln, Reue, Scham, Demütigung und Groll – sind hartnäckig, zermürbend und haben weitreichende Folgen für das gesamte Leben. Da wir unangenehme Gefühle und beunruhigende Gedanken instinktiv vermeiden möchten, braucht es Einsicht, Entschlossenheit und – ja, auch Mut, um ein Buch darüber in die Hand zu nehmen. Wenn Sie noch dazu die Übungen gemacht haben, lobe ich Sie doppelt, weil Sie sich auf einen solch aktiven Ansatz zur Überwindung emotionaler Probleme eingelassen haben. Ihr Engagement, so viel wie möglich aus dem Buch herauszuholen, zeugt von Stärke und der Fähigkeit, eigenständig und verantwortungsbewusst zu entscheiden und zu handeln.

Lassen wir die Hauptthemen ruhig noch einmal Revue passieren. Angefangen haben wir mit der Grundidee: Wie wir denken, so fühlen wir uns. Repetitives negatives Denken (RND) trägt wesentlich zu langwierigen Problemen bei, wie Angststörungen, Depressionen, Schuldgefühlen, Wut und Scham. Sich gar nicht erst auf unerwünschte, repetitive und unkontrollierbare negative Gedanken einzulassen, ist das beste Gegenmittel. Mit diesem passiv-akzeptierenden Ansatz wird die Aufmerksamkeit wieder zurück auf den gegenwärtigen Augenblick gelenkt und das Verlangen nach direkter Kontrolle über das eigene Denken aufgegeben. Von zukunftsbezogenem RND (Sorge) löst man sich am besten mithilfe von Problemlöse- und Entkatastrophisierungsstrategien, von vergangenheitsbezogenem RND (Grübeln) hingegen mithilfe von zielrefokussierenden Strategien, bei denen man das „Warum" durch ein „Wie" ersetzt und sich ablenkt. Bei Reue besteht die Loslösung darin, nicht korrigierbare Fehlentscheidungen als unwiederbringlich verloren zu akzeptieren und für das, was einem dabei wichtig und wertvoll war, einen Alternativplan zu entwickeln. Was ebenfalls hilft, ist, sich wieder an die Gründe zu erinnern, die zu der bereuten Entscheidung geführt haben. Scham und Demütigung sind moralische Emotionen, die sich am besten überwinden lassen, indem man das Ausmaß ihrer negativen Auswirkungen enger und realistischer fasst und lernt, ihre Auslöser nicht zu meiden, sondern sich mit ihnen zu konfrontieren. Und schließlich sind Dankbarkeit und Vergebung die besten Strategien zur Befreiung von den repetitiven Gedanken und Gefühlen des Grolls.

Selbsthilfe bei negativen Emotionen erfordert noch mal so viel Einsicht, Motivation und Durchhaltevermögen. Da Sie das Buch durchgearbeitet haben, geht es Ihnen wahrscheinlich schon ein ganzes Stück besser. Sie haben große Fortschritte gemacht, aber fertig sind Sie noch nicht. Das Übungsbuch ist erst der Anfang – was zählt, sind die Taten, die darauf folgen. RND ist hartnäckig und wird Sie auch weiterhin emotional plagen und Ihren Tagesablauf stören. Führen Sie sich ruhig immer wieder einzelne Kapitel zu Gemüte. Für viele Strategien muss man erst einmal bestimmte Fähigkeiten üben und lernen, sie auf neue Situationen zu übertragen und entsprechend anzupassen. Das gilt ganz besonders auch für diejenigen, bei denen man zu dem, was sich im Innern abspielt, auf Abstand geht. Bis man sie meistert, vergeht eine ganze Weile. Je öfter Sie sie jedoch anwenden, desto besser werden Sie das kontraproduktive RND korrigieren können. Es versteht sich von selbst: Das Leben ist eine Reise, wenn nicht gar ein Marathon. Jeder Mensch trifft unterwegs auf neue Herausforderungen und Schwierigkeiten. Ich wünsche mir, dass Sie sich in der Zeit, die Sie mit diesem Buch verbracht haben, neue Werkzeuge erarbeitet haben, die Ihnen helfen, mit Ihren unerwünschten und qualvollen repetitiven negativen Gedanken und Gefühlen besser zurechtzukommen.

Danksagung

Auf die Idee für ein Selbsthilfebuch zu repetitiven negativen Gedanken kam ich durch eine enthusiastische E-Mail von Wendy Millstine (New Harbinger Publications). Ich hatte in dem Verlag schon ein Übungsbuch zu negativen intrusiven Gedanken mit dem Titel *The Anxious Thoughts Workbook* veröffentlicht und sie fand, dass man bei emotionalen Störungen wie Ängsten und Depressionen immer wieder dasselbe denken muss, als wäre man „süchtig". Von ihrer treffenden Feststellung angestachelt, vertiefte ich mich in die wissenschaftliche Literatur zu diesem Thema und fand eine neuartige diagnoseübergreifende Kategorie negativen Denkens namens *repetitive negative thought* (RNT, dt. RND). Infolgedessen bin ich Wendy sehr dankbar für ihre Initialzündung, die zum vorliegenden Buch führte. Dessen Entwicklung wäre jedoch ohne die Unterstützung, die Ermutigung und die hilfreichen Ratschläge meines unermüdlichen Lektors bei New Harbinger, Ryan Buresh, nicht möglich gewesen. Ihm sowie Clancy Drake danke ich für wertvolle Hinweise und Vorschläge zum Manuskript im Hinblick auf Stil, Aufbau und andere wichtige Punkte.

Die hier präsentierten Informationen und Strategien stützen sich auf bahnbrechende Forschungsergebnisse mehrerer hochkarätiger Psycholog*innen wie Thomas Ehring, Susan Nolen-Hoeksema, Suzanne Segerstrom und Edward Watkins. Mit eingeflossen sind auch für die Behandlung von repetitivem Denken wichtige Erkenntnisse von Aaron T. Beck, Thomas Borkovec, Michel Dugas, Martin Enright, Paul Gilbert, Daniel Wegner und Adrian Wells. Ihnen schulde ich meinen Dank, allen voran aber Dr. Aaron T. Beck, einem der großen Pioniere der KVT, den als Mentor, Freund und Co-Autor zu kennen mir eine Ehre ist. Jede Buchseite ist von seinen Ideen durchdrungen. Weitere Freund*innen und Kolleg*innen, darunter Judy Beck, Robert Leahy, Christine Purdon, Adam Radomsky und John Riskind haben mich über die Jahre mit vielen Stunden inspirierender Gespräche bereichert. Ganz besonders danken möchte ich den Hunderten von Patient*innen, die ich behandelt habe. Die Schilderungen ihrer persönlichen Kämpfe mit störenden repetitiven Gedanken und Gefühlen haben mich mehr gelehrt als alles andere. Nach wie vor schätze ich den weisen Rat meines Agenten, Bob Diforio, der mir so großzügig Zeit gewährt, mich Anteil haben lässt an seinem Wissen und seinen Fachkenntnissen und mich anspornt. Mein größter Dank gilt nicht zuletzt meiner Partnerin seit vier Jahrzehnten, Nancy Nason-Clark, sowie meinen Töchtern Natascha und Christina, die gemeinsam mit ihren Partnern Jaron und Sean meine perfektionistischen Bestrebungen um das geschriebene Wort ertragen haben.

Literatur

Beck, A. T. & Emery, G. (mit R. L. Greenberg) (1985). *Anxiety Disorders and Phobias: A Cognitive Perspective.* New York: Basic Books.

Borkovec, T. D., Hazlett-Stevens, H. & Diaz, M. L. (1999). The Role of Positive Beliefs About Worry in Generalized Anxiety Disorder and Its Treatment. *Clinical Psychology and Psychotherapy* 6, S. 126–138.

Clark, D. A. (2018). *The Anxious Thoughts Workbook: Skills to Overcome the Unwanted Intrusive Thoughts That Drive Anxiety, Obsessions & Depression.* Oakland, CA: New Harbinger Publications.

Clark, D. A. & Beck, A. T. (2014). *Ängste bewältigen – ein Übungsbuch: Lösungen aus der kognitiven Verhaltenstherapie.* Paderborn: Junfermann.

Connolly, T. & Zeelenberg, M. (2002). Regret in Decision Making. *Current Directions in Psychological Science 11(6),* S. 212–216.

Dickens, L. R. (2017). Using Gratitude to Promote Positive Change: A Series of Meta-Analyses Investigating the Effectiveness of Gratitude Interventions. *Basic and Applied Social Psychology 39(4),* S. 193–208.

Dugas, M. J. & M. Robichaud. 2007. *Cognitive-Behavioral Treatment for Generalized Anxiety Disorder: From Science to Practice.* New York: Routledge.

Ehring, T. & E. R. Watkins. 2008. Repetitive Negative Thinking as a Transdiagnostic Process. *International Journal of Cognitive Therapy 1(3),* S. 192–205.

Ehring, T., Zetsche, U., Weidacker, K., Wahl, K., Schöenfeld, S.& Ehlers. A. (2011). The Perseverative Thinking Questionnaire (PTQ): Validation of a Content-Independent Measure of Repetitive Negative Thinking. *Journal of Behavior Therapy and Experimental Psychiatry 42(2),* S. 225–232.

Elshout, M., Neilissen, R. M. A. & van Beest, I. (2017). *Conceptualising Humiliation" Cognition and Emotion 31(8),* S. 1581–1594.

Enright, R. (2017). *Why Resentment Lasts – and How to Defeat It.* ↗ https://www.psychologytoday.com/us/blog/the-forgiving-life/201703/why-resentment-lasts-and-how-defeat-it (letzter Zugriff 24.8.2019).

Enright, R. D. & Fitzgibbons, R. P. (2015). *Forgiveness Therapy: An Empirical Guide for Resolving Anger and Restoring Hope.* Washington, DC: American Psychological Association.

Feather, N. T. & R. Sherman (2002). Envy, Resentment, Schadenfreude, and Sympathy: Reactions to Deserved and Undeserved Achievement and Subsequent Failure. *Personality and Social Psychology Bulletin 28(7),* S. 953–961.

Gilbert, P. (1997). The Evolution of Social Attractiveness and Its Role in Shame, Humiliation, Guilt, and Therapy. British Journal of Medical Psychology 70(2), S. 113–147.

Gilbert, P. (2009). The Compassionate Mind: A New Approach to Life's Challenges. Oakland, CA: *New Harbinger Publications.*

Gilbert, P. (2013). *Compassion Focused Therapy.* Paderborn: Junfermann.

Gilovich, T. (1995). The Experience of Regret: What, When, and Why. *Psychological Review 102(2),* S. 379–395.

Gonçalves, D. C. & Byrne, G. J. (2013). Who Worries Most? Worry Prevalence and Patterns Across the Lifespan. *International Journal of Geriatric Psychiatry 28,* S. 41–49.

Hartling, L. M. & Luchetta, T. (1999). Humiliation: Assessing the Impact of Derision, Degradation, and Debasement. *The Journal of Primary Prevention 19(4),* S. 259–278.

Klein, D. C. (1991). The Humiliation Dynamic: An Overview. *The Journal of Primary Prevention 12(2),* S. 93–121.

Kraines, M. A., Krug, C. P. & Wells, T. T. (2017). Decision Justification Theory in Depression: Regret and Self-Blame. *Cognitive Therapy and Research 41,* S. 556–561.

Krott, N. R. & Oettingen, G. (2018). Mental Contrasting of Counterfactual Fantasies Attenuates Disappointment, Regret, and Resentment. *Motivation and Emotion 42,* S. 17–36.

Leahy, R. L. (2005). *The Worry Cure: Seven Steps to Stop Worry from Stopping You.* New York: Harmony Books.

Leahy, R. L. (2015). *Emotional Schema Therapy.* New York: Guilford Press.

Levine, A. Z. & Warman, D. M. (2016). Appraisals of and Recommendations for Managing Intrusive Thoughts: An Empirical Investigation" Psychiatry Research 245, S. 207–216.

Luban, D. (2009). Human Dignity, Humiliation, and Torture. *Kennedy Institute of Ethics Journal 19(3),* S. 211–230.

McEvoy, P. M., Mahoney, A. E. J. & Moulds, M. L. (2010). Are Worry, Rumination, and Post-Event Processing One and the Same? Development of the Repetitive Thinking Questionnaire. *Journal of Anxiety Disorders 24(5),* S. 509–519.

National Coalition Against Domestic Violence (NCADV)(2019). *National Statistics.* ↗ https://www.speakcdn.com/assets/2497/domestic_violence2.pdf (letzter Zugriff 21.7.2019).

Neff, K. D. (2011). *Selbstmitgefühl: wie wir uns mit unseren Schwächen versöhnen und uns selbst der beste Freund werden.* München: Kailash.

NEGRAO, C., BONANNO, G. A. J., NOL, G., PUTNAM, F. M. & TRICKETT, P. K. (2005). Shame, Humiliation, and Childhood Sexual Abuse: Distinct Contributions and Emotional Coherence. *Child Maltreatment 10(4)*, S. 350–363.

NOLEN-HOEKSEMA, S. (1991). Responses to Depression and Their Effects on the Durations of Depressive Episodes. *Journal of Abnormal Psychology 100(4)*, S. 569–582.

PIETRASZKIEWICZ, A. & WOJCISZKE, B. (2014). Joy, Schadenfreude, Sorrow, and Resentment as Responses Restoring *Balance in Cognitive Units. Social Psychology 45(4)*, S. 274–285.

ROESE, N. J. (1997). Counterfactual Thinking. *Psychological Bulletin 121(1)*, S. 133–148.

ROESE, N. J., EPSTUDE, K., FESSEL, F., MORRISON, M., SMALLMAN, R., SUMMERVILLE, A. & SEGERSTROM, S. C. (2009). Repetitive Regret, Depression, and Anxiety: Findings from a Nationally Representative Sample. *Journal of Social and Clinical Psychology 28(6)*, S. 671–688.

ROESE, N. J. & SUMMERVILLE, A. (2005). What We Regret Most and Why. *Personality and Social Psychology Bulletin 31(9)*, S. 1273–1285.

RUSCIO, A. M., HALLION, L. S., LIM, C. C. W., AGUILAR-GAXIOLA, S., AL-HAMZAWI, A., ALONSO, J., ANDRADE L. H. ET AL. (2017). Cross-Sectional Comparison of the Epidemiology of DSM-5 Generalized Anxiety Disorder Across the Globe. *Journal of the American Medical Association Psychiatry 74(5)*, S. 465–475.

SEGERSTROM, S. C., TSAO, J. C. I., ALDEN, L. E. & CRASKE, M. G. (2000). Worry and Rumination: Repetitive Thought as a Concomitant and Predictor of Negative Mood. *Cognitive Therapy and Research 24(6)*, S. 671–688.

TANGNEY, J. P. & DEARING, R. L. (2002). *Emotions and Social Behavior.* New York: Guilford Press.

TANGNEY, J. P., MILLER, R. S., FLICKER, L. & BARLOW, D. H. (1996). Are Shame, Guilt, and Embarrassment Distinct Emotions? Journal of Personality and Social Psychology 70(6), S. 1256–1269.

TREYNOR, W., GONZALEZ, R. & NOLEN-HOEKSEMA, S. (2003). Rumination Reconsidered: A Psychometric Analysis. *Cognitive Therapy and Research 27(3)*, S. 247–259.

WATKINS, E. R. (2008). Constructive and Unconstructive Repetitive Thought. *Psychological Bulletin 134(2)*, S. 163–206.

WATKINS, E. R. (2016). *Rumination-Focused Cognitive-Behavioral Therapy for Depression.* New York: Guilford Press.

WEGNER, D. M. (1992). *Die Spirale im Kopf: von der Hartnäckigkeit unerwünschter Gedanken – die Psychologie der mentalen Kontrolle.* Hamburg: Ernst Kabel.

WEGNER, D. M. (2011). Setting Free the Bears: Escape from Thought Suppression. *American Psychologist 66(8)*, S. 671–680.

WELLS, A. (2009). *Metacognitive Therapy for Anxiety and Depression.* New York: Guilford Press.

WELLS, A. & DAVIES, M. I. (1994). The Thought Control Questionnaire: A Measure of Individual Differences in the Control of Unwanted Thoughts. *Behaviour Research and Therapy 32(8)*, S. 871–878.

WORKPLACE BULLYING INSTITUTE (WBI) (2017). 2017 WBI U. S. Workplace Bullying Survey.

Über dieses Buch

„*Negative Gedanken bewältigen* bietet eine Fülle hervorragender evidenzbasierter und verständlich erklärter Strategien gegen sich wiederholende negative Gedanken im Zusammenhang mit Angst und Depression. Gegen negative Gedanken ist eigentlich niemand gefeit – zum Problem werden sie erst, wenn man sich mit ihnen verstrickt. Hier hilft dieses Buch, die dahinter liegenden Muster zu erkennen und sie effektiv zu verändern. Es wurde von einem der führenden Experten auf dem Gebiet der Psychologie des negativen Denkens spannend und praxisorientiert geschrieben. Von der Lektüre dieses Buchs und der Anwendung der darin angebotenen Fähigkeiten werden Sie profitieren."

— **Dr. Keith S. Dobson**, Professor of clinical psychology an der *University of Calgary* und Präsident der *World Confederation of Cognitive and Behavioural Therapies*

„Sich wiederholende negative Gedanken können belastend sein und den Alltag beeinträchtigen. Mit seinem ausgezeichneten und übersichtlichen Übungsbuch gibt Ihnen David Clark konkrete Strategien und praktische Lösungen für den Umgang mit Sorgen, Grübeleien, Reue, Scham, Demütigung und Groll. Dieses meisterhaft geschriebene und einfallsreiche Buch wird Ihr Leben verändern. Man muss es gelesen haben."

— **Dr. Stefan G. Hofmann**, Professor an der *Boston University* und Autor des *Anxiety Skills Workbook*

„Repetitive negative Gedanken, die mit Reue, Scham, Schuldgefühlen, Demütigung, Wut oder Groll zu tun haben, können Ängste und Depressionen verursachen. Wenn Sie darunter leiden, hilft Ihnen ein systematisches und praktisches Übungsbuch wie das vorliegende. Sein Autor, der weltbekannte Psychologe und Forscher David Clark, verbindet eine Reihe kognitiv-verhaltenstherapeutischer Ansätze zu einem effektiven, logisch aufgebauten Leitfaden, mit dem Sie repetitive negative Gedanken überwinden können. Ich kann es meinen Patient*innen, Studierenden und Kolleg*innen nur empfehlen."

— **Dr. Costas Papageorgiou**, DClinPsy, Co-Autor von *Coping with Depression* und Mitherausgeber von *Depressive Rumination*

„Dieser hervorragende Ratgeber befreit von Gedanken, die das Leben zur Qual machen. David Clark — einer der kenntnisreichsten und renommiertesten Experten unserer Zeit – hat das Wesentliche zu einem einzigen Buch komprimiert. Dieses umfassende Programm informiert über hochmoderne Ansätze gegen belastende Gedanken und Emotionen und ist eine unentbehrliche Lektüre für ‚klebrige' Köpfe."

— **Dr. Martin N. Seif**, ABPP, Gründer der *Anxiety and Depression Association of America (ADAA)* und Co-Autor von *Tyrannen in meinem Kopf* und *Ist das Bügeleisen wirklich aus? Wege aus der Vergewisserungsfalle*

„Wem etwas Negatives widerfahren ist, erlebt es im Geiste meist noch einmal und beschäftigt sich mit der Frage, warum es passiert ist und ob das Leben je wieder dasselbe sein wird. Dieser repetitive negative Denkprozess schüttet jedoch nur Öl in das Feuer emotionaler Schmerzen und Leiden. Anhand von anregenden Übungen und anschaulichen Fallbeispielen zeigt David Clark in seinem Buch, wie man das Grübeln unterbrechen und wie man mithilfe von effektiven Strategien Enttäuschungen, Schuldgefühle und Groll überwinden kann. Dieses extrem gut lesbare Buch bietet zahlreiche Techniken, die auch außerhalb einer Therapie anwendbar sind: eine fantastische Ressource für alle, die sich weniger Sorgen machen und ein produktiveres, sinnvolleres Leben im gegenwärtigen Augenblick führen wollen."

— **Dr. Deborah Roth Ledley**, lizenzierte Psychologin und Co-Autorin von *The Worry Workbook for Kids*

„Der anerkannte Experte auf dem Gebiet der Erforschung und Überwindung negativer Gedanken, David Clark, bündelt in diesem Buch seine wissenschaftlichen Erkenntnisse und Behandlungserfahrungen zu einem nutzerfreundlichen und hocheffektiven Ratgeber für den Umgang mit allen möglichen negativen Gedanken, die handlungsunfähig machen und die Stimmung verderben. Äußerst empfehlenswert!

— **Dr. Christine Purdon**, CPsych, Professorin des Department of Psychology an der *University of Waterloo* und Co-Autorin von *Overcoming Obsessive Thoughts*

„Dies ist ein zeitgemäßes und wichtiges Buch für alle, die unter Ängsten und Depressionen leiden, denn wie sich zunehmend herausstellt, ist es bei diesen und anderen Störungsbildern unerlässlich, sich mit Grübeln, Sorgen und Scham zu beschäftigen. David Clark hat ausgiebig über dieses Thema geschrieben und nun seine Fähigkeiten in die Entwicklung eines eingängigen und hilfreichen Übungsbuchs gesteckt, das ich Klient*innen wie Therapeut*innen ans Herz lege."

— **Dr. Richard Moulding**, PhD, leitender Dozent an der *Deakin University* (Australien), Chefredakteur des *Clinical Psychologist* und Mitherausgeber von *The Self in Understanding and Treating Psychological Disorders*

„Statt Bücher über Angst, Depression, Schuldgefühle, Wut oder andere Leid verursachende Emotionen zu schreiben, geht David Clark an die Wurzel der Probleme: sich wiederholendes negatives Denken, etwa in Form von Sorgen oder Grübeln. Mithilfe der Prinzipien der kognitiven Verhaltenstherapie (KVT) sowie mit ausgezeichneten und praktischen Arbeitsblättern und Übungen hilft Clark – und zwar auf sehr freundliche und angenehme Art –, repetitive negative Gedanken und damit zusammenhängende Gefühle in kleinen, gut aufeinander aufbauenden Schritten zu bewältigen."

— **Dr. Gregoris Simos**, MD, Professor der Psychopathologie an der Fakultät für Bildungs- und Sozialwissenschaft der *Universität Makedonien* (Griechenland)

„David Clarks *Negative Gedanken bewältigen* gehört zu den übersichtlichsten und eingängigsten Selbsthilfebüchern, die ich je gelesen habe. Von einem führenden Experten geschrieben, enthält es Informationen, Selbsteinschätzungshilfen und schrittweise aufgebaute Übungen, mit denen man mehr Kontrolle über Ängste, Depressionen, Zwangsstörungen und andere emotionale Probleme erlangen kann."

— **Dr. John H. Riskind**, Professor der Psychologie an der *George Mason University* und Co-Autor von *Looming Vulnerability*

Die Autoren

Dr. David A. Clark, klinischer Psychologe, Professor emeritus an der *University of New Brunswick*, Gründungsmitglied und Ausbildungsberater der *Academy of Cognitive and Behavioral Therapies* sowie Mitglied der *Canadian Psychological Association* hat mehrere Bücher über Depression, Angst- und Zwangsstörungen verfasst, darunter *Cognitive-Behavioral Therapy for OCD and Its Subtypes* und zusammen mit dem Begründer der kognitiven Therapie Aaron T. Beck das Übungsbuch *Ängste bewältigen.* Auf ↗ http://www.psychologytoday.com betreibt er den Blog *The Runaway Mind.*

Der Verfasser des Vorworts, **Dr. Robert L. Leahy**, Direktor des *American Institute for Cognitive Therapy* in New York und klinischer Professor der Psychologie am *Weill Cornell Medical College,* hat 27 Bücher geschrieben bzw. herausgegeben (z. B. *The Worry Cure, The Jealousy Cure* und *Beat the Blues*). Artikel über ihn sind u. a. in der New York Times und im Wall Street Journal erschienen.